Davit Saghabalyan

Doppler-Normwerte nach TAVI

Davit Saghabalyan

Doppler-Normwerte nach TAVI

Südwestdeutscher Verlag für Hochschulschriften

Impressum / Imprint

Bibliografische Information der Deutschen Nationalbibliothek: Die Deutsche Nationalbibliothek verzeichnet diese Publikation in der Deutschen Nationalbibliografie; detaillierte bibliografische Daten sind im Internet über http://dnb.d-nb.de abrufbar.
Alle in diesem Buch genannten Marken und Produktnamen unterliegen warenzeichen-, marken- oder patentrechtlichem Schutz bzw. sind Warenzeichen oder eingetragene Warenzeichen der jeweiligen Inhaber. Die Wiedergabe von Marken, Produktnamen, Gebrauchsnamen, Handelsnamen, Warenbezeichnungen u.s.w. in diesem Werk berechtigt auch ohne besondere Kennzeichnung nicht zu der Annahme, dass solche Namen im Sinne der Warenzeichen- und Markenschutzgesetzgebung als frei zu betrachten wären und daher von jedermann benutzt werden dürften.

Bibliographic information published by the Deutsche Nationalbibliothek: The Deutsche Nationalbibliothek lists this publication in the Deutsche Nationalbibliografie; detailed bibliographic data are available in the Internet at http://dnb.d-nb.de.
Any brand names and product names mentioned in this book are subject to trademark, brand or patent protection and are trademarks or registered trademarks of their respective holders. The use of brand names, product names, common names, trade names, product descriptions etc. even without a particular marking in this works is in no way to be construed to mean that such names may be regarded as unrestricted in respect of trademark and brand protection legislation and could thus be used by anyone.

Coverbild / Cover image: www.ingimage.com

Verlag / Publisher:
Südwestdeutscher Verlag für Hochschulschriften
ist ein Imprint der / is a trademark of
AV Akademikerverlag GmbH & Co. KG
Heinrich-Böcking-Str. 6-8, 66121 Saarbrücken, Deutschland / Germany
Email: info@svh-verlag.de

Herstellung: siehe letzte Seite /
Printed at: see last page
ISBN: 978-3-8381-3697-4

Zugl. / Approved by: Berlin, Charité – Universitätsmedizin Berlin, Diss., 2013

Copyright © 2013 AV Akademikerverlag GmbH & Co. KG
Alle Rechte vorbehalten. / All rights reserved. Saarbrücken 2013

Inhaltsverzeichnis

1. Einleitung.. 1
    1.1. Die Aortenklappenstenose... 1
    1.2. Diagnostik und echokardiographische Evaluation der Aortenklappenstenose:
         Dopplerparameter und Aortenklappenöffnungsfläche............................... 3
    1.3. Verschiedene Entitäten der hochgradigen Aortenklappenstenose............... 4
        1.3.1. Die asymptomatische hochgradige Aortenklappenstenose................ 4
        1.3.2. Low-flow low-gradient Aortenklappenstenose............................. 5
    1.4. Behandlungsmethoden der Aortenklappenstenose................................ 6
    1.5. Operativer Aortenklappenersatz und EuroSCORE.................................. 7
    1.6. Transfemoraler Aortenklappenersatz.. 8
    1.7. Bioprothesen: Edwards SAPIEN und CoreValve.................................... 11
    1.8. Indikationsstellung... 13
    1.9. Vorbereitung eines perkutanen Aortenklappenersatzes......................... 14
    1.10. Verlauf eines perkutanen Aortenklappenersatzes............................... 15
    1.11. Komplikationen.. 18
    1.12. Nachsorge nach Aortenklappenersatz... 19

2. Fragestellung und Ziel der Studie.. 20

3. Patienten und Methoden.. 21
    3.1. Grundlagen der 2D-Echokardiographie und
         Doppler-Echokardiographie.. 21
    3.2. 2D-Echokardiographie und Doppler-Echokardiographie
         bei Klappenprothesen.. 21
    3.3. Patientenkollektiv, Charakteristika, Einschluss- und
         Ausschlusskriterien... 24
    3.4. Zeitpunkte der Untersuchung, Anonymisierung und
         Datenerfassung... 24
    3.5. Erhobene Parameter.. 25
        3.5.1. Maximale Geschwindigkeit... 25
        3.5.2. Druckgradient.. 26
        3.5.3. Aortenklappenöffnungsfläche.. 26
        3.5.4. Quantifizierung der AI nach TAVI.. 27

3.5.5.	Ejektionsfraktion und linksventrikuläre Volumina................................	30
3.5.6.	Doppler velocity index...	32
3.5.7.	Schlagvolumen..	32

4.	**Ergebnisse**...	**33**
4.1.	Patientencharakteristika..	33
4.2.	Edwards Sapien 23mm Aortenklappenprothese................................	35
4.3.	Edwards Sapien 26 mm Aortenklappenprothese...............................	35
4.4.	CoreValve 26 mm Aortenklappenprothese.......................................	36
4.5.	CoreValve 29 mm Aortenklappenprothese.......................................	36
4.6.	Zusammenfassung der Ergebnisse...	40

5.	**Diskussion**..	**42**
5.1.	Die Methode des perkutanen Aortenklappenersatzes........................	42
5.2.	Die Rolle der Echokardiographie in der Beurteilung der Prothesenfunktion nach TAVI..	42
5.3.	Beurteilung des Schweregrades der Aortenklappeninsuffizienz............	44
5.4.	Vergleich der verschiedenen Klappenprothesen................................	45
5.5.	Klinische Bedeutung der postinterventionellen Prothesenregurgitation..	47
5.6.	Vergleich mit chirurgisch implantierten Aortenklappenprothesen...........	47
5.7.	Limitationen..	47

6.	**Zusammenfassung**...	**49**

7.	**Anhang**...	**51**
7.1.	Tabellenverzeichnis..	51
7.2.	Abbildungsverzeichnis..	52
7.3.	Literaturverzeichnis..	53
7.4.	Abkürzungen...	60
7.5.	Danksagung..	61
7.6.	Publikation im Rahmen des Promotionsvorhabens............................	62

1. Einleitung

1.1. Die Aortenklappenstenose

Der perkutane Aortenklappenersatz (TAVI) ist ein neuer therapeutischer Ansatz für das beim Erwachsenen häufigste Herzklappenvitium in den industrialisierten Ländern, die Aortenklappenstenose (AS) (Lung et al., 2003). In den westlichen Industriestaaten führen hauptsächlich Kalzifikationen einer kongenitalen bikuspiden Aortenklappe und degenerative Veränderungen einer trikuspiden Aortenklappe zu einer Aortenklappenstenose, wobei ein früherer Erkrankungsbeginn in der Regel bei einer bikuspiden Klappe vorliegt. So lag in einer amerikanischen Studie von über 930 Patienten, die sich einem operativen Klappenersatz unterzogen, in 2/3 der Patienten, die jünger als 70 Jahre alt waren, aber nur in 40% der über 70 Jahre alten Patienten eine kongenitale bikuspide Klappe vor (Roberts WC et al., 2005). Aktuell liegt die Inzidenz für die Aortenklappenstenose bei 2 – 9% ab einem Alter > 65 Jahre. (Otto und Bonow: Valvular Heart Disease, 2010). Aufgrund einer effektiven und breit verfügbaren antiinfektiösen Therapie ist die Prävalenz von rheumatischen Klappenerkrankungen in Europa und Nord Amerika sehr niedrig, welche aktuell in den Entwicklungsländern aber immer noch ein relevantes Gesundheitsproblem darstellen (Braunwald Heart Disease 9. Auflage). Dabei liegt immer auch eine rheumatische Beteiligung der Mitralklappe vor.

Die Klappenveränderungen, die zu einer Stenose führen, entstehen, ähnlich wie bei einer Atherosklerose durch Lipidakkumulation, Inflammation und Kalzifikation (Otto CM et al., 1994; Olsson M. et al., 1999; Mohler ER III, et al., 1999). Die Fibrosierung und Kalzifizierung führen zu einer eingeschränkten Klappenöffnungsbewegung mit konsekutiver Einengung des linksventrikulären Ausflusstraktes (Freeman RV et al., 2005). Dieser Prozess verläuft immer progredient, aber in Allgemeinen langsam über Jahrzehnte. Wenngleich es ausgeprägte interindividuelle Verläufe gibt, kommt es zu einer durchschnittlichen Abnahme der Öffnungsfläche von ca. 0,1 cm^2 pro Jahr (Otto, C. M. et al., 1997).

Im Laufe der Zeit verursacht die Stenose aufgrund einer erhöhten Nachlast eine chronische Druckerhöhung im linken Ventrikel, so dass es durch die erhöhte systolische Wandspannung ("wall stress") zu Replikation der Sarkomere und konzentrischer Hypertrophie kommt, während das linksventrikuläre Volumen normal bleibt (Sasayama

S, et al., 1976; Gaasch WH et al., 1979; Spann JF et al., 1980). Auf Kosten der Zunahme der Wanddicke bleibt der „wall stress" im Normbereich, so dass die LV-Kontraktilität (und damit die inverse Beziehung zwischen der Wandspannung und der linksventrikulären Ejektionsfraktion (LVEF)) inital unverändert bleibt (Krayenbuehl HP et al., 1988). Wenn jedoch die linksventrikuläre Hypertrophie fortschreitet und die relative Wanddicke damit nicht in Proportion zu dem Druck zunimmt, kommt es nach Erschöpfung der Kompensationsmechanismen zu einer Abnahme der LVEF (Ross J Jr. 1976; Krayenbuehl HP et al., 1988). Bei manchen Patienten mit AS kann daher eine inverse Korrelation zwischen „wall stress" und LVEF beobachtet werden. Dies bedeutet, dass eine reduzierte LVEF die Folge der inadäquaten Nachlast ist, so dass es mit einer Verbesserung der LVEF nach Klappenersatz zu rechnen ist. Bei Fortschreiten der Erkrankung führt das Remodeling allerdings zu einer irreversiblen Kontraktilitätsminderung des linken Ventrikels, die auch nach einer Behandlung besteht. Damit sind beide – die Kontraktilitätsänderungen und die erhöhte Nachlast - für die LV-Dysfunktion verantwortlich. (Huber D. et al., 1981; Carabello BA et al. 1980).

Die linksventrikuläre Hypertrophie als der zentrale adaptive Mechanismus aufgrund einer chronischen Nachlasterhöhung bei einer Aortenklappenstenose hat auch pathophysiologische Konsequenzen i.S. der diastolischen Dysfunktion. Damit steigt der LV-Füllungsdruck. Manche Patienten mit AS zeigen eine Zunahme der Steifheit des LV einfach aufgrund der Zunahme der Muskelmasse ohne Änderung der diastolischen Eigenschaft jedes Segmentes des Myokards (normale Muskelsteifigkeit). Andere zeigen Zunahme der Kammer- und Muskelsteifigkeit. Diese erhöhte Steifheit trägt zu einer Zunahme des linksventrikulären diastolischen Füllungsdruckes bei. Die diastolische Funktionsstörung ist prinzipiell reversibel durch die Regression der Hypertrophie nach einer chirurgischen Behandlung. Jedoch kann eine lange bestehende, schwere diastolische Funktionsstörung auch nach der Operation vorhanden sein (Hess OM et al., 1984; Murakami T. et.al., 1986; Gaasch WH 1994).
Der klinische Verlauf der Aortenklappenstenose kann lange Zeit asymptomatisch bleiben. Zu den klassischen Zeichen einer hochgradigen Aortenklappenstenose zählen neben einer Angina pectoris auch Dyspnoe, Schwindel und Synkopen. Beim Auftreten von solchen Symptomen besteht eine deutlich schlechtere Prognose für den Patienten. Die verbleibende mittlere Lebenserwartung reduziert sich ohne chirurgische Intervention bei Angina auf fünf, bei einer Synkope auf drei und bei Herzinsuffizienz auf zwei Jahre.

1 Jahr nach Auftreten der Symptome beträgt die Mortalität ca. 38%, die 5-Jahres-Sterblichkeit wird in der Literatur mit 68% angegeben (Varadarajan P et al., 2006).
Die Öffnung einer gesunden Aortenklappe hat eine Fläche von 2 bis 4 cm². Wenn diese unter 1,5 cm² sinkt, entsteht ein relevanter Druckgradient und eine Flussbeschleunigung. In den Richtlinien des AHA/ACC wird entsprechend des Schweregrades der Verengung von einer leichten (Öffnungsfläche von >1,5 cm²), einer mittelschweren (Öffnungsfläche 1–1,5 cm²) bzw. einer hochgradigen (Öffnungsfläche <1 cm²) AS gesprochen (Tab. 1) (Vahanian A et al., 2012).

Tab.1: Klassifikation der Aortenklappenstenose

	dP $_{mean}$	V$_{max}$	AVA (AVA-Index)	VR
leicht	< 25 mmHg	< 3 m/s	> 1,5 cm² (> 0,85 cm²/m²)	> 0,5
moderat	25-40 mmHg	3 –4 m/s	1,5 -1 cm²(0,60-0,85 cm²/m²)	0,25-0,5
hochgradig	> 40 mmHg	> 4 m/s	< 1 cm² (< 0,6 cm²/m²)	< 0,25

AVA (Aortenklappenöffnungsfläche), dP $_{mean}$ (mittlerer Druckgradient), V$_{max}$ (maximale Geschwindigkeit), VR (velocity ratio)

1.2. Diagnostik und echokardiographische Evaluation der Aortenklappenstenose

Bei Verdacht auf eine Aortenklappenstenose sollte zunächst eine körperliche Untersuchung erfolgen, für die ein spindelförmiges, hochfrequentes, raues Systolikum mit Punktum Maximum im 2.ICR rechts parasternal mit Fortleitung in die Karotiden typisch ist. Die physikalische Untersuchung ist zwar spezifisch, jedoch nicht sensitiv für die Diagnostik der Schwere der Aortenstenose (Munt B. et al., 1999).
Die Echokardiographie ist die Methode der Wahl für die Evaluation der Klappenanatomie und der Klappenfunktion sowie des linken Ventrikels (Baumgartner et

al., 2009). Bei nahezu allen Patienten kann die Schwere der Stenose mittels Doppler-Echokardiographie klassifiziert werden. Stets sollten dabei zur Einschätzung der Aortenklappenstenose die maximale Flussgeschwindigkeit über der Aortenklappe (Vmax), der mittlere Druckgradient (dPmean) sowie die Kalkulierung der Aortenklappenöffnungsfläche (AVA) nach der Kontinuitätsgleichung entsprechend der Empfehlungen der Fachgesellschaften erhoben werden (Abb.1) (Cheitlin MD, Armstrong WF et al., 2003).

$$AVA = (\text{Fläche}_{LVOT} \times V_{LVOT}) / V_{AS}$$

AVA= Aortenklappenöffnungsfläche

Fläche_{LVOT} = Fläche des linksventrikulären Ausflusstraktes

V_{LVOT} = maximale Geschwindigkeit im LVOT (mittels pw-Doppler)

V_{AS} = maximale Geschwindigkeit über der Aortenklappe (mittels cw-Doppler)

Abb. 1: Kontinuitätsgleichung zur Berechnung der Aortenklappenöffnungsfläche

Die Velocity Ratio ist das Verhältnis zwischen der maximalen Geschwindigkeit im linksventrikulären Ausflusstrakt und der aortalen Geschwindigkeit und stellt daher die dimensionslose prozentuale Einengung der Klappenöffnungsfläche dar. Bei einer VR < 0,25 spricht man von einer hochgradigen Aortenklappenstenose. Die Berechnung der VR erfolgt unabhänig von der Bestimmung des LVOT-Diameters, die transthorakal häufig fehlerhaft ist und sich darüber hinaus über die Quadrierung für die Kontinuitätsgleichung noch potenziert.

1.3. Verschiedene Entitäten der hochgradigen Aortenklappenstenose

1.3.1. Die asymptomatische hochgradige Aortenklappenstenose

30 – 50% der Patienten mit hochgradiger Aortenklappenstenose sind asymptomatisch (Dal-Bianco JP et al., 2008). Asymptomatische Patienten mit Aortenklappenstenose unterscheiden sich in Ihrer Lebenserwartung nicht von gleichalten gesunden Menschen.

Jedoch ist eine Progression der Krankheit mit Auftreten der Symptome im Laufe der Zeit häufig (Otto CM et al., 1997; Rosenhek R et al., 2000). In einer prospektiven Studie mit 123 asymptomatischen Patienten mit initialer Jet-Geschwindigkeit von mindestens 2,6 m/s, entwickelten 38% Symptome innerhalb von 3 Jahren. Der Ereignis-freie Verlauf binnen 2 Jahren lag bei 84% bei Patienten mit Jet-Geschwindigkeit weniger als 3m/s, verglichen mit nur 21% bei Patienten mit Jet-Geschwindigkeit von über 4m/s (Rosenhek R, Klaar U et al., 2004). In einer anderen Studie mit 128 asymptomatischen Patienten mit initialer Jet-Geschwindigkeit von mindestens 4m/s, war die Überlebensrate 67% in einem Jahr und 33% in 4 Jahren (Rosenhek R., Binder T. et al., 2003)

Aus diesem Grund sollten bei den Patienten mit asymptomatischer hochgradiger AS alle 6 Monate eine klinische Untersuchung und alle 6 – 12 Monate eine Echokardiographie erfolgen, um die Entwicklung der Symptome sowie das Fortschreiten der Krankheit zeitnah festzustellen. Bei unklaren Befunden kann auch eine Belastungsuntersuchung erfolgen. Ein operativer Klappenersatz ist indiziert, wenn dabei Symptome auftreten oder falls es im Verlauf zu einem Abfall des systolischen Blutdrucks von mehr als 20 mmHg, zu signifikanten horizontalen ST-Streckensenkungen > 2mm oder ventrikulären Tachykardien im EKG kommt (Monin JL et al., 2009).

1.3.2. Low-flow low-gradient Aortenklappenstenose

Eine low flow, low-gradient Aortenklappenstenose ist definiert als eine EOA (Effektive Aortenklappenöffnungsfläche) von < 1cm^2 mit einem mean dP von < 30 mm Hg bei einer LVEF < 40%. Patienten mit dieser Konstellation weisen eine höhere operative Mortalität auf (Blitz LR et al., 1998; Connolly HM et al., 2000). Oft ist es schwer diese Patienten von Patienten mit einer Pseudostenose abzugrenzen, also Patienten mit einer myokardialen Funktionseinschränkung, die nicht valvulär bedingt ist, z.B. durch eine koronare Herzerkrankung, wodurch die Kammer keinen ausreichenden Druck aufbauen können, um die Aortenklappe maximal zu öffnen. Etwa 5-10% der Patienten mit anatomischer Aortenklappenstenose weisen eine linksventrikuläre Dysfunktion aufgrund einer initialen Kardiomyopathie auf, so dass sie von einem operativen Eingriff nicht profitieren (Carabello BA et al., 1980; Clavel MA et al., 2008). Um eine zugrundliegende wahre Stenose von einer Pseudostenose zu unterscheiden, wird eine low-dose-Dobutamin-Stressechokardiographie empfohlen (deFilippi CR et al., 1995). Bei

Patienten mit einer kontraktilen Reserve, definiert durch eine Zunahme des Schlagvolumens > 20%, der Vmax > 0,6 m/s oder des mittleren Druckgradienten > 10 mmHg, kann man anhand der erreichten AVA und des mittleren Druckgradienten diese zwei Entitäten unterschieden. Bei fehlender Zunahme des transvalvulären Gradienten und Zunahme der kalkulierten Öffnungsfläche > 1,0-1,2 cm^2 aufgrund der Zunahme des Schlagvolumens kann von einer Pseudostenose ausgegangen werden, so dass in der Regel kein Aortenklappenersatz indiziert ist.

1.4. Behandlungsmethoden der Aortenklappenstenose

Die Therapiemöglichkeiten der AS umfassen einerseits medikamentöse, andererseits operative und seit einigen Jahren auch interventionelle Maßnahmen. Die medikamentöse Therapie ist eher eine rein supportive Maßnahme und hat keinen relevanten Einfluss auf den Krankheitsverlauf. Verschiedene Studien haben gezeigt, dass beispielsweise die Verabreichung von Statinen (Cowell SJ et al., 2005) oder ACE-Hemmern (Rosenhek R, et al., 2004) die Progression der Aortenklappensklerose nicht wesentlich beeinflussen können.

Gemäß den Leitlinien ist ein Aortenklappenersatz bei hochgradiger AS mit typischen Symptomen eine Klasse-I-Empfehlung (Tab.2) (Bonow RO, et al., 2008). Für asymptomatische Patienten mit schwerer Aortenstenose mit eingeschränkter linksventrikulärer Funktion oder raschem Progress des Vitiums oder pathologischem Belastungstest bestehen Empfehlungen der Klasse IIa oder IIb für die Indikation zum Aortenklappenersatz.

Tab. 2: Echokradiographische oder invasiv ermittelte Parameter für das Vorliegen einer hochgradigen Aortenklappenstenose (Bonow RO, et al., 2008)

Klappenersatz	AHA/ACC	ESC	Klasse-I-Indikation
dP_{mean} oder	> 40 mmHg	> 50 mmHg	plus Symptome oder EF < 50% klinisch positiver Stresstest
AVA oder	< 1 cm^2	< 1 cm^2	plus Symptome oder EF < 50% klinisch positiver Stresstest
AVA$_{index}$ oder	< 0,6xcm^2/m^2	< 0,6xcm^2/m^2	plus Symptome oder EF < 50% klinisch positiver Stresstest
V_{max} 50% oder		> 4 m/s	plus Symptome oder EF < klinisch positiver Stresstest
AVA (Aortenklappenöffnungsfläche), dP_{mean} (mittlerer Druckgradient), V_{max} (maximale Geschwindigkeit), ESC (Europäische Gesellschaft für Kardiologie), AHA/ACC (Amerikanische Gesellschaften für Kardiologie)			

1.5. Operativer Aortenklappenersatz und EuroSCORE

Als Standardtherapie der schweren, symptomatischen Aortenklappenstenose gilt der operative Aortenklappenersatz mit einer biologischen oder mechanischen Prothese. Der erste operative Aortenklappenersatz wurde in den 1960er Jahren durchgeführt, ist als effektive Therapie etabliert und hat die Prognose der Patienten signifikant verbessert (Varadarajan P. et al., 2006). Allerdings ist es bei multimorbiden Patienten mit einem erhöhten perioperativen Komplikationsrisiko zu rechnen (Alexander KP et al., 2000). Zur Einschätzung der 30-Tage-Letalität nach herzchirurgischen Eingriffen kann der EuroSCORE (European System for Cardiac Operative Risk Evaluation) verwendet werden. Der EuroSCORE stützt sich auf Daten von 19.030 Patienten, die in 128 herzchirurgischen Kliniken in 8 europäischen Staaten erhoben wurden (Roques F et al., 2001). In den Score gehen insgesamt 17 Faktoren wie das Vorliegen einer chronischen obstruktiven Lungenerkrankung (COPD), einer chronischen Niereninsuffizienz, einer pulmonalen Hypertonie sowie neurologischer Erkrankungen und vorangegangener Operationen ein. Die Patienten, die ein hohes Operationsrisiko aufwiesen, wurden vor der Möglichkeit des perkutanen Aortenklappenersatzes nur medikamentös behandelt. Heutzutage können die Patienten mit hohem Operationsrisiko erfolgreich katheterinterventionell behandelt werden.

Vor Entwicklung des transkutanen Aortenklappenersatzes war die Ballonvalvuloplastie die einzige interventionelle Methode, allerdings nur mit einem geringen klinischen Effekt bei in der Regel nur geringer Zunahme der Klappenöffnungsfläche. Zusätzlich war mit einer beträchtlichen Komplikationsrate zu rechnen. Die meisten Patienten wurden selbst nach prozeduralem Erfolg binnen weniger Monate wieder symptomatisch (Otto CM, Burwash IG et al., 1997).

1.6. Interventioneller Aortenklappenersatz

Die interventionelle Behandlung von Herzklappenerkrankungen geht zurück ins Jahr 1953. Erstmals wurde eine kongenitale Pulmonalklappenstenose perkutan dilatiert (Rubio-Alvarez V et al., 1953). Die Ballonvalvuloplastie der Pulmonalklappe wurde 1979 eingeführt (Semb BK et al., 1979). Aufgrund der unbefriedigenden Ergebnisse der Ballonvalvuloplastie gelang zunächst nach in-vitro Studien und ersten Erfolgen im Tiermodell in den 1990er Jahren (Andersen HR et al. 1992) im Jahre 2002 die erste perkutane Aortenklappenimplantation einer ballonexpandierbaren Klappe bei einem inoperablen Patienten mit schwerer symptomatischer Aortenstenose (Cribier A. et al., 2002). Seitdem wurde diese Technik sehr schnell entwickelt und die klinische Verwendung rasch umgesetzt. Die aktuell veröffentlichten zahlreichen Daten zeigen sehr gute Ergebnisse bei geringer periinterventioneller Mortalität von 6-10% trotz eines

Hochrisikokollektivs (Schäfer U. et al., 2010; Criber A. et al., 2004). Der PARTNER-Trial (Placement of Aortic Transcatheter Valve) zeigte erstmalig eine Nicht-Unterlegenheit des perkutanen Aortenklappenersatzes verglichen mit einem konventionellen operativen Verfahren. (Smith CR et al., 2011). Zurzeit wurden weltweit über 11 000 Implantationen durchgeführt.

Die Tabellen 3 und 4 fassen die Ergebnisse der 2006-2009 durchgeführten großen TAVI Studien zusammen. Die Studien weisen ein gutes hämodynamisches Akutergebnis mit sofortiger Verbesserung der Klappenfunktion auf. Der durchschnittliche mittlere Gradient wurde postinterventionell mit 11 mmHg angegeben, die Klappenöffnungsfläche lag bei 1,5–1,7 cm^2. Erfolgreiche Interventionen wurden mit >90% angegeben. Die Mortalität lag bei früheren Studien (2006-2008) zwischen 12-22%, während die letzten Studien (2008-2009) zeigten ein besseres Outcome mit einer durchschnittlichen periinterventionellen Mortalitätsrate von <10%.

Tab. 3: Ergebnisse nach perkutanem Aortenklappenersatz (Pilgrim et al., 2010)				
	Webb JG et al., 2009)	Grube E et al., 2008)	SOURCE-Registry (Thomas M. et al., 2009)	Exapanded Evaluation Registry (Piazza N. et al., 2008)
Klappensystem, Zugang	Edwards-SAPIEN, transfemoral/-apikal	CoreValve (18F), Transfemoral	Edwards-SAPIEN, transfemoral/-apikal	CoreValve (18F), Transfemoral
Anzahl Patienten	168	102	1038	646
Alter (Jahre)	84 (79-87)	82 ± 7	82 ±6	81 ±7
Log. EuroSCORE	29%	25%	27%	23%
Intervention erfolgreich	94%	91%	94%	97%
30-Tages-Outcome - Mortalität - Stroke - Permanenter Schrittmacher - Komplikation des vaskulären Zuganges	 11,3% 4,2% 5,4% 6,6%	 10,8% 2,9% 33,3% n.a.	 8,5% 2,5% 7,0% 9,3%	 8,0% 1,9% 9,3% 1,9%

Tab. 4: Ergebnisse nach perkutanem Aortenklappenersatz (Kahlert P et al., 2008)

	Cribier et al. 2006	Webb et al. 2007	Ye et al. 2006	Walther et al. 2007	Grube et al. 2006	Grube et al. 2007	Sack et al. 2008
Prothese	PHV/ Cribier Edwards	Cribier Edwards	Cribier Edwards	Edwards SAPIEN THV	CoreValve	CoreValve	Cribier Edwards Edwards SAPIEN
Zugangsweg	antegrad retrorgad	retrograd	transapikal	transapikal	retrograd	retrograd	retrograd
Patienten (n)	27	50	7	55	25	86	16
Erfolgreiche Implantation	75%	86%	100%	93%	84%	88%	100%
dP_{mean} mmHg prä	37±13	46±17	32±8	n.a.	44±11	44±15	44±19
dP_{mean} mmHg post	9±12	11±5	11±8	9±6	12±3	9±n.a	13±8
AVA cm^2 prä	0,6±0,1	0,6±0,2	0,7±0,3	0,5±0,2	0,7±0,1	0,6±0,2	0,6±0,2
AVA cm^2 post	1,7±0,1	1,7±0,4	1,5±0,5	n.a.	n.a.	n.a.	1,6±0,4
30-Tages-Mortalität n (%)	6 (22)	6 (12)	1 (14)	8 (14)	5 (20)	10 (12)	2 (13)
6-Monats-Mortalität %	16 (70)	9 (18)	3 (43)	-	5 (20)	-	2 (13) (gesamt)

n.a.: nicht angegeben, prä: vor perkutanem Aortenklappenersatz, post: nach perkutanem Aortenklappenersatz, dP_{mean}: mittlerer Druckgradient, AVA: Aortenklappenöffnungsfläche

1.7. Bioprothesen: Edwards SAPIEN und CoreValve

Derzeit sind neben zahlreichen neuen, z. T. vielversprechenden, aber noch im Entwicklungsstadium befindlichen Prothesen (Jena Valve, Lotus Valve, Sadra Medical) zwei Prothesen für die kathetergestützte Aortenklappenimplantation kommerziell verfügbar, die 2007 die CE-Zertifizierung (CE, Conformité Européenne) erhalten haben. Die Edwards-Sapien-Prothese (Abbildung 2) ist eine Rinderperikardklappe, die auf einen Stentgerüst montiert ist. Sie wird über eine Ballondilatation entfaltet. Bei der Positionierung dieser Prothese muss geachtet werden, dass die Prothese nicht zu hoch implantiert wird, weil es dadurch zu einer Beeinträchtigung des Koronarflusses kommen kann. Um den Aortenbogen leichter zu passieren, ist der Einführungskatheter so konfiguriert, dass er bei retrograder transfemoraler Implantation während des Vorschiebens flektiert werden kann. Diese Prothese wird über 22F- und 24F-Einführungssysteme (F=French) transfemoral appliziert. Für den transapikalen Zugang steht ein 33F-Einführungssystem zur Verfügung.

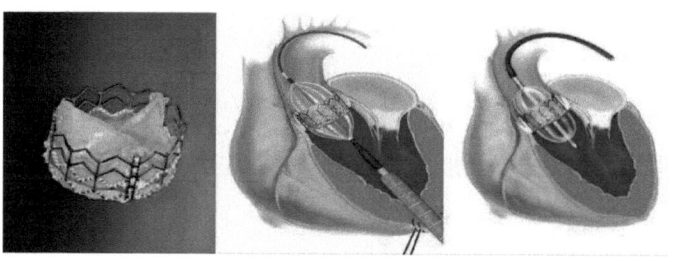

Transapikale Positionierung   Transfemorale Positionierung

Abb. 2: SAPIEN^{TM}-Bioprothese, © 2010 Edwards Lifesciences LLC.

Bei der selbstexpandierenden CoreValve-Prothese (Abbildung 3) ist eine Schweineperikardklappe in einen kelchförmigen Nitinolstent eingenäht, dessen distales, breiteres Ende eine zusätzliche Verankerung in der Aorta ascendens ermöglicht. Während der Freigabe entfaltet sich die Prothese durch Eigenschaften des Nitonols selbst und damit fällt die Notwendigkeit einer Ballon-Entfaltung. Das Gitternetz der Prothese gewährleistet in der Regel eine unbeeinträchtigte Koronarperfusion. Der Einführungskatheter der CoreValve-Prothese hat die Größe 18F. Auch die CoreValve-Prothese ist für die transarterielle und demnächst für die transapikale Implantation verfügbar. Beide Prothesen sind bislang in zwei Größen verfügbar.

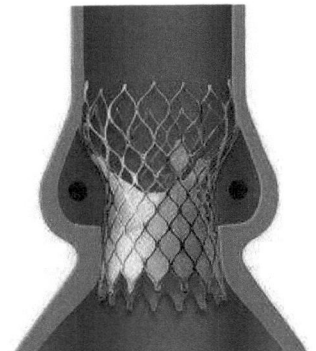

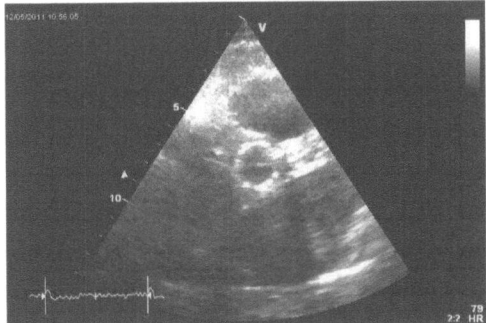

Abb. 3: A) Schematische Darstellung der CoreValve Prothese, © 2010 Medtronic GmbH B) echokardiographische Darstellung einer CoreValve 26mm Prothese, transthorakale Echokardiographie, parasternale kurze Achse (Beispiel aus der Studie).

1.8. Indikationsstellung (Euroscore)

Indikationen für einen perkutanen Aortenklappenersatz sind:

1. Nachweis einer hochgradigen symptomatischen Aortenklappenstenose
2. Evaluierte perioperative Mortalität anhand des logEuroSCORE > 20%
3. Inoperable Patienten oder Patienten > 75 Jahre

4. Prüfung der anatomischen Gegebenheiten anhand der Annulusgröße mittels transösophagealer Echokardiographie und/oder Computertomographie (≥17mm, ≤27 mm)
5. Geeignete Anatomie der Aortenwurzel: ausreichender Abstand der Koronararterien von der Aortenklappe, maximal moderate Verkalkungen der Aortenklappe
6. Geeignete periphere Gefäßzugänge

1.9. Vorbereitung eines perkutanen Aortenklappenersatzes

Die Indikation und bevorzugtes Verfahren zum Aortenklappenersatz wird durch zahlreiche Untersuchungen festgelegt. Nach Einschätzung des EuroSCORE und Feststellung eines erhöhten Operationsrisikos wird die perkutane Methode favorisiert und die Vorbereitung begonnen. Zunächst muss der Gefäßstatus (Aorta und Beckengefäße) anhand einer dopplersonographischen Untersuchung der extrakraniellen Gefäße sowie der Beckenarterien untersucht werden. Eine Angio-Computertomographie der Beckengefäße, eine Koronarangiografie und eine Angiographie der Beckenarterien gelten allgemein als obligatorische Untersuchungen vor der Durchführung eines perkutanen Aortenklappenersatzes. Abhängig von den Ergebnissen wird der beste Zugangsweg gewählt. Die transapikale Methode wird bei Patienten mit peripheren Gefäßdurchmesser < 6mm oder mit ausgeprägtem Kinking der Beckengefäße oder Vorliegen einer Porzellan-Aorta bevorzugt.

Der Schweregrad der Aortenklappenstenose, der Druckgradient über der Aortenklappe, die systolische und diastolische linksventrikuläre Funktion, der Grad der linksventrikulären Hypertrophie sowie andere Vitien werden über die transthorakale Echokardiographie erfasst und mittels transösophagealer Echokardiographie überprüft und ergänzt (unter anderem wird eine planimetrische Messung der anatomischen Aortenklappenöffnungsfläche, die Einschätzung des Verkalkungsgrades, die genaue Darstellung des linkskventrikulären Ausflusstraktes und des Aortenklappenbulbus sowie des Hauptstammabganges durchgeführt). Vor der Durchführung der Intervention sollen mögliche Infektfoci ausgeschlossen werden, sowie Laboruntersuchungen durchgeführt werden mit der Bestimmung von CrP und NT-pro-BNP.

Die Vorbehandlung schließt eine prophylaktische antibiotische Abschirmung periinterventionell sowie eine duale Plättchenhemmung mit Azetylsalizylsäure und Clopidogrel (für 3 bis 6 Monate) bzw. mit niedermolekulärem Heparin ein.

1.10. Verlauf eines perkutanen Aortenklappenersatzes

Beim perkutanen Klappenersatz ist die Klappenprothese an der Spitze eines Katheters fixiert. Für die Implantation stehen zwei Zugangswege zur Verfügung: retrograd (über das arterielle System) und transapikal (per Minithorakotomie). Die beiden, die ballonexpandierende SAPIEN™-Bioprothese (Edwars LifeSciences) sowie das selbstexpandierende CoreValve Revalving™-System (Medtronic) Klappen eignen sich sowohl für die retrograde als auch für die transapikale Implantationstechnik. Transapikal wird jedoch derzeit nur die Edwards-SAPIEN™-Klappe außerhalb von Studien verwendet, denn eine CE-Zertifizierung bei beiden Systemen besteht nur für die retrograde Verwendung.

Bei der transfemoralen Implantation wird zunächst ein venöser Zugang mit Implantation eines temporären Schrittmacher-Systems gelegt, um eine Schrittmacherstimulation bei möglichen AV-Blockierungen zu haben sowie um ein „rapid-pacing" durchführen zu können. Der retrograde Zugang, der zur Zeit bevorzugt ist, beginnt mit der Punktion der Arteria femoralis communis oder chirurgischen Freilegung der Arteria iliaca externa. Je nach verwendeter Schleusengröße wird ein Nahtsystem (Prostar® Device) vorgelegt, um den Zugang am Ende nicht-chirurgisch verschließen zu können. Nach retrograder Sondierung wird über einen extra steifen Draht zunächst eine Ballonvalvuloplastie durchgeführt (Abb. 4). Die native Klappe verbleibt dabei in situ und wird an die Aortenwand gedrängt. Eine schnelle rechtsventrikuläre Stimulation («rapid pacing», Abb.5) hilft dabei, den Valvuloplastieballon aufgrund des verminderten aortalen Ausstroms in der Klappe zu stabilisieren. Die Ballonvalvuloplastie mit kompletter Ballonexpansion ermöglicht die Passage der nativen Aortenklappe mit der jeweiligen Prothese sowie die volle Expansion derselben. Diese wird nach Einführen der klappenspezifischen Schleuse auf Höhe des Aortenklappenannulus vorgeschoben, wobei sich das Edwards-SAPIEN™-System zur besseren Steuerung bei der Passage des Aortenbogens eines flexiblen, steuerbaren Führungskatheters bedient. Die Position der Prothese wird unter Fluoroskopie anhand von wiederholten

Kontrastmittelinjektionen über einen kontralateral eingeführten Pigtail-Katheter und mittels TEE kontrolliert. Die Klappensysteme werden mittels manueller Balloninflation (EdwardsSAPIEN™) bzw. durch Zurückziehen der Hülle (CoreValve™) freigesetzt (Abb. 6).

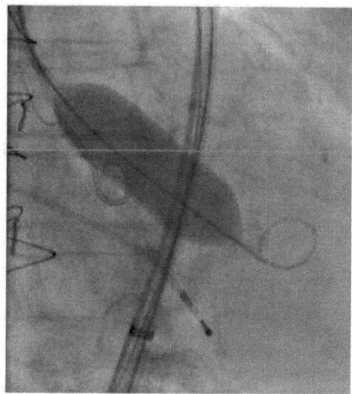

Abb.4: Ballonvalvuloplastie, Fluoroskopie (Beispiel aus der Studie)

Abschließend erfolgt die Kontrolle der Position und Funktion der neuen Klappe durch eine TEE bzw. anhand einer Aortographie. Bei Nachweis einer relevanten paravalvulären Insuffizienz können beide Klappensysteme nachdilatiert und weiter expandiert werden, ohne die neue Klappe zu schädigen.

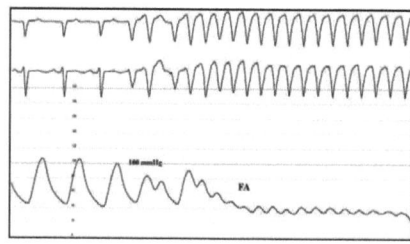

Abb. 5: Rapid pacing (Webb JG et al., 2006)

Zusätzlich kann auch ein transapikaler linksventrikulärer Zugangsweg bei ausgesuchten Patienten gewählt werden. Bei diesem Verfahren wird die Spitze des linken Ventrikels mittels einer horizontalen, interkostalen Mini-Thorakotomie im Bereich des 5. oder 6. Interkostalraumes dargestellt und direkt mit einer Punktionsnadel punktiert. Nach Wechsel der Einführungsschleuse wird die Klappenprothese unter fluoroskopischer Kontrolle in der Aortenklappe positioniert und implantiert. Mit diesem Zugangsweg steht ein alternatives Verfahren zur Verfügung, wenn der retrograde femoralarterielle Zugangsweg aufgrund zu geringer Gefäßdiameter, schwerer PAVK, ausgeprägtes Kinking der Beckenarterien, Aortenulkus oder Aortenthrombus nicht möglich ist. Insbesondere für Patienten mit Porzellan-Aorta stellt dieser Zugangsweg eine wichtige Option dar. Limitationen bestehen allerdings durch die Notwendigkeit von Allgemeinnarkose und maschineller Beatmung, die die Anwendbarkeit dieser Methode für Patienten mit chronischen Lungenerkrankungen oder anderen Kontraindikationen einschränkt (Ye J et al., 2006; Lichtenstein SV et al., 2006).

Abb.6: Bioprothesen vor und nach der Implantation

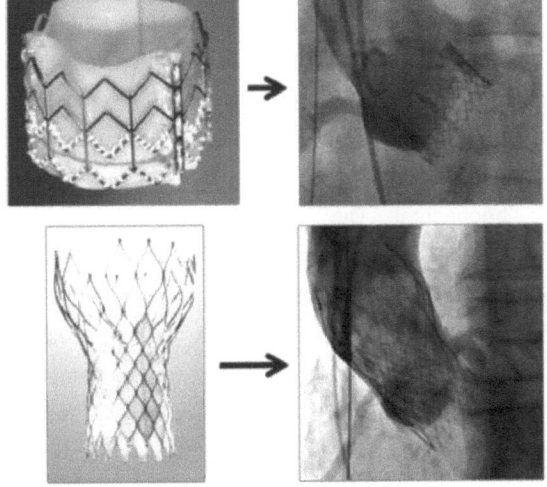

SAPIEN^{TM}-Bioprothese, © 2010 Edwards Lifesciences LLC.

CoreValve Prothese, © 2010 Medtronic GmbH

1.11. Komplikationen

Die aktuellen klinischen Studienergebnisse (Tab. 3 u. 4) zeigen ein erfolgreiches Outcome bei über 90% der Patienten, wobei die Erfahrung des Operateurs einen Einfluss auf den prozeduralen Erfolg hat. Die 30-Tages Mortalität beträgt 8–12% je nach Patientenpopulation und Zugang bei einer geschätzten Mortalität von über 20% (18 Grube E et al., 2006, 2007; Piazza N et al., 2008; Walther T, et al., 2007; Webb JG, et al., 2006, 2007). Bei 9% dieser Hochrisikopatienten traten Komplikationen wie Tod, Schlaganfall oder Myokardinfarkt binnen 30 Tagen auf (geschätzte Mortalität gemäß logistischem EuroSCORE >20%). Die 1-Jahres-Mortalität beträgt ca. 20–30%. Als häufigste Komplikation stellen sich die vaskulären Zugangskomplikationen dar, die bei 4–13% der Fälle beschrieben worden sind und in engem Zusammenhang mit der verwendeten Schleusengröße stehen (Van Mieghem NM, et al., 2010). Atrioventrikuläre Überleitungsstörungen treten periprozedural häufig auf, was bei 5-33% der Fälle eine permanente Schrittmacherimplantation zur Folge hat. Die Periprozedurale Schlaganfall-Rate dagegen stellt sich als sehr gering dar (~2%) (Webb JG et al., 2009; Grube E et al., 2008).

Die prospektiven Studien über den perkutanen Aortenklappenersatz untersuchen v.a. das Outcome der Methode. Die dabei erhobenen echokardiographischen Daten erfolgten ohne Bezug auf die Klappenarten und –größe. Darüber hinaus wurden auch folgerichtig auch Patienten mit periinterventionellen Komplikationen eingeschlossen, die zu veränderten hämodynamischen Eigenschaften der Klappenprothesen führen können. Postprozedural wird häufig eine geringe bis mittelgradige (moderate) paravalvuläre Aorteninsuffizienz beobachtet. Die Häufigkeit wird bis zu 50% beschrieben, davon 17% ≥ Grad II, 5% ≥ Grad III, wobei eine Aortenklappeninsuffizienz ≥ Grad II mit der Größe des Aortenannulus-Diameters korreliert (Himbert et al., 2009). Entsprechend den Ergebnissen des SOURCE-Registers weisen dagegen 90,5% der Patienten postprozedural keine oder nur eine minimale Aortenklappenregurgitation auf, bei 9% der Patienten besteht eine Aortenklappeninsuffizienz Grad II und nur 0,5% haben eine hochgradige Insuffizienz (Eltchaninoff et al., 2010).

Komplikationen wie akute Koronarobstruktion, Verletzung der Mitralklappe, Dislokalisation der Prothese aufgrund des Prothese/Annulus mismatch, Aortenannulusruptur und Herztamponade treten selten auf.

1.12. Nachsorge nach Aortenklappenersatz

Mit der steigenden Anzahl durchgeführter perkutaner Aortenklappenimplantationen besteht auch eine zunehmende Notwendigkeit für regelmäßige Nachuntersuchungen dieser neuen Klasse von bioprothetischen Klappen. Bei symptomatischen Patienten nach TAVI ist eine Differenzierung zwischen einer Prothesendysfunktion und häufig gleichzeitig vorliegender Pathologien wie einer systolischen Herzinsuffizienz oder einer pulmonalen Hypertonie und weiterer Komorbititäten wie einer COPD klinisch häufig schwierig.

Obwohl jede Evaluation mit einer physikalischen Untersuchung beginnen sollte, braucht man zur genaueren Einschätzung des Prothesenzustandes spezifischere diagnostische Methoden, wie die Doppler-Echokardiographie, welche nach Empfehlungen der „American Society of Echocardiography" die Methode der Wahl für nicht-invasive Begutachtung der prothetischen Klappen ist (Zoghbi WA et al., 2009). Als individuelle Referenz sollte eine postinterventionelle transthorakale Echokardiographie, in der Regel 2 bis 4 Wochen nach der Entlassung erfolgen. Aus praktischen Gründen wird aber eine Echokardiographie vor Entlassung durchgeführt. Die weiteren klinischen follow-up Untersuchungen sollten, in Abwesenheit von Beschwerden jährlich erfolgen. Eine Echokardiographie nach der ersten postinterventionellen Studie ist bei regelrecht funktionierender Prothese innerhalb der ersten 5 Jahre nicht indiziert. Unabhängig davon sind andere Indikationen für die Echokardiographie (z.B. Follow-up der LV-Dysfunktion) oder Symptome, die eine Klappendysfunktion andeuten, zu bewerten. Anschließend kann eine jährliche echokardiographische Untersuchung erfolgen (Bonow RO et al., 2006).

Zur besseren Beurteilung der echokardiographischen Befunde sollten zusätzlich klinische Parameter dokumentiert werden wie der Blutdruck, die Herzfrequenz, sowie die Größe, das Gewicht und die BSA (Body surface area - Körperoberfläche) des Patienten. Insbesondere zum Ausschluss eines Prothese-Patienten-Mismatch (PPM) werden diese Charakteristika benötigt. Ein PPM liegt vor, wenn die AVA der Prothese im Verhältnis zur Körperoberfläche (bzw. BMI) zu klein ist, so dass pathologisch hohe postoperative Gradienten resultieren (Dumesnil JG et al., 1990; 1992; Pibarot P et al., 2000).

2. Fragestellung und Ziel der Studie

Da TAVI im Vergleich mit gängigen chirurgischen Verfahren keine Unterlegenheit aufweist, sich mit ähnlichen Überlebensraten nach einem Jahr darstellt (Smith CR et al., 2011) und weil die Überlebensrate nach einer TAVI im Vergleich mit bester medikamentöser Versorgung höher ist (Leon et al., 2010), ist die Notwendigkeit weiterer follow-up Evaluierung dieser Bioprothesen offensichtlich. Die bisher veröffentlichten TAVI-Studien, die Doppler-Daten präsentieren, sind nicht auf Klappengröße und Klappenart bezogen, außerdem schließen sie auch die Patienten mit Komplikationen ein, was einen wichtigen Unterschied zu unserer Studie darstellt. Echokardiographie ist gemäß den Empfehlungen der American Society of Echocardiography (ASE) auch für Klappenprothesen die Methode der Wahl zur Evaluation der Prothesenfunktion.

Ziel dieser Studie ist es, die Normwerte der Doppler-Hämodynamik sowie der effektiven Aortenklappenöffnungsfläche der zur Zeit verfügbaren perkutanen Aortenklappenprothesen zu evaluieren. Dies wird zukünftig erlauben, die Funktion dieser neuen Klasse von Bioprothesen besser zu begutachten. In dieser Studie werden zusätzlich die hämodynamischen Parameter wie die LVEF und das Schlagvolumen bestimmt, die für eine adäquate Interpretation der Doppler-Daten aufgrund der Strömungsabhängigkeit erforderlich sind (Baumgartner H et al., 1992) und in den meisten publizierten Studien über die Normwerte für chirurgisch implantierte Klappenprothesen fehlen.

3. Patienten und Methoden

3.1. Grundlagen der 2D-Echokardiographie und Doppler-Echokardiographie

Echokardiographie ist heutzutage die wichtigste diagnostische Methode in der nicht-invasiven Kardiologie. Während die 2D-Echokardiographie Aussagen über die Morphologie und die systolische und diastolische myokardiale Funktion erlaubt, ermöglicht die Doppler-Echokardiographie die Bestimmung der Blutflussgeschwindigkeit im Herzen und den herznahen Gefäßen (Garcia et al., 1998).

Der CW-Doppler (Continuous Wave-Doppler) kann eine Flussgeschwindigkeitskurve in einem bestimmten Gefäß aufzeichnen. Da unterschiedliche Flussgeschwindigkeiten und Flussrichtungen zu einer unterschiedlich starken Frequenzverschiebung des reflektierten Schalles führen, lässt sich die Flussgeschwindigkeit als Funktion der abgeleiteten Schallfrequenz als Kurve aufzeichnen. Man kann so Flussbeschleunigungen und Turbulenzen an Stenosen erkennen (Feigenbaum H et al., 2005). Der Vorteil des PW-Dopplers (Pulsed Wave Doppler) liegt dagegen darin, dass die Messung innerhalb einer definierten Messzelle oder Region of Interest (ROI) erfolgt und somit die gemessene Geschwindigkeit genau lokalisiert werden kann. Damit können auch kurze Phasen des Herzzyklus wie die isovolumetrische Kontraktion und Relaxation gut abgebildet werden (Sutherland G et al., 2004).

In unserer Studie wurde die Echokardiographie mit einem Vivid 7® Gerät (Firma General Electric Medical Systems, Horten, Norwegen, Schallkopf M4S u. M3S 1.5-4.0 Mhz) in Linksseitenlage des Patienten durchgeführt. Die Datenanalyse und Auswertung der Dopplerwerte erfolgte mittels der EchoPAC–PC™ Software (Firma General Electric Medical Systems, Horten, Norwegen, Version 3.0).

3.2. 2D-Echokardiographie und Doppler-Echokardiographie bei Klappenprothesen

Echokardiographie bei prothetischen Herzklappen ist verglichen mit der Beurteilung nativer Klappen anspruchsvoller sowohl was die Durchführung als auch was die Interpretation betrifft. Verglichen mit normalen nativen Klappen sind fast alle

Klappenprothesen, schon aufgrund ihrer Konstruktion, obstruktiv. Der Obstruktionsgrad schwankt je nach der Art und der Größe der Prothese. Aus diesem Grund ist es manchmal schwer eine obstruktive Hämodynamik aufgrund der Klappenkonstruktion von einer Obstruktion zu unterscheiden, die auf dem Boden pathologischer Veränderungen oder des Prothese-Patienten-Mismatches enstanden ist. Häufig haben die Bioklappen eine physiologische Regurgitation, also eine geringgradige oder moderate transprothetische Insuffizienz. Das Muster dieser physiologischen Regurgitation variiert je nach der Konstruktion der Prothese. Daher, wegen der Abschirmung und Artefakte, kann die Untersuchung der Klappe und insbesondere des mit der Klappe assoziierten Regurgitationsjets Schwierigkeiten bereiten. Eine umfassende Echokardiographie erfordert multiple Winkelungen der Sonde und Verwendung von „Off-Axis-Sichten". Bei der Beurteilung der Prothesendysfuntion kann eine TEE hilfreicher sein als für die Beurteilung der nativen Klappenfunktion.

Für eine echokardiographische Beurteilung von Klappenprothesen sollten neben den hämodynamischen Parametern auch Standardmessungen wie die Größe des linken Ventrikels (LV), die LV-Wanddicken, sowie die systolische und diastolische Funktion erhoben werden. Die Klappenprothese sollte in verschiedenen Schnitt-Ebenen untersucht werden. Insbesondere auf die Öffnungs- und Schließbewegung der Klappenprothese sollte geachtet werden, sowie auf eine abnormale Echodichte und Kalzifizierung der Prothesentaschen, die das erste Zeichen eines Bioklappenversagens sein kann (Alam M et al., 1981). In der Tabelle 5 sind die wichtigsten Parameter zur Evaluierung der Klappenprothesenfunktion zusammengefasst.

Tab. 5: Essentielle Parameter zur Evaluierung der Klappenprothesenfunktion (Zoghbi WA et al, 2003)

	Parameter
Klinische Information	Datum der Klappenimplantation
	Art und Größe der Klappenprothese
	Größe, Gewicht und BSA des Patienten
	Symptome und klinische Erfindungen
	Blutdruck und Herzfrequenz
Mophologisch-anatomische Beurteilung der Klappe	Bewegung der Taschen
	Vorliegen einer Kalzifizierung oder abnormaler Echodichte
Doppler-Echokardiographie der Klappe	Kontur des Jetgeschwindigkeitssignals
	Maximale Geschwindigkeit und Gradient
	Mittlerer Druckgradient
	VTI des Jets
	DVI (Doppler velocity index)
	Druckhalbierungszeit (DHZ oder PHT) an MK und TK
	EOA (Effektive Öffnungsfläche)*
	Vorliegen, Lokalisation und Schwere der Regurgitation
Andere echokardiographische Daten	LV und RV Größe, Funktion und Hypertrophie
	LA und RA Größe
	Gleichzeitig bestehende Klappenerkrankungen
	Abschätzung des PA-Druckes (sPAP) §
Frühere postoperative Studien, wenn verfügbar	Vergleich der o.g. Parameter kann hilfreich sein bei Verdacht auf Prothesendysfunktion

MK, Mitraklappe; TK, Trikuspidalklappe. VTI, velocity time integral *EOA Effektive Öffnungsfläche wird durch Kotinuitätsgleichung berechnet; sollte mit Dopplernormwerten der Klappengröße und des Klappeartes vergliechen werden. § Systolischer pulmonalarterieller Druck (Zoghbi WA et al., 2009).

Die Dopplerechokardiographische Untersuchung und Aufnahme der Flussgeschwindigkeit der Klappenprothesen wird im Prinzip ähnlich durchgeführt wie bei einer nativen Klappe. Dies umfasst den PW- und den CW-Doppler, sowie Farbdoppler, mit Verwendung mehrerer Fenster zur optimalen Aufnahme und Minimierung des Winkelfehlers zwischen Doppler-Strahl und Blutflussrichtung (Quinones MA et al., 2002, Zoghbi WA et al., 2003). Die Parameter, die bei der Doppler-Untersuchung der Aortenklappenprothese erhoben werden, sind in der Tabelle 5 zu sehen.

3.3. Patientenkollektiv, Einschluss- und Ausschlusskriterien

Es wurden 110 konsekutive Patienten eingeschlossen, die in unserem Zentrum zwischen Juli 2009 und Juni 2011 eine TAVI erhielten (transfemoral 92; transapikal 18) und folgende Einschlusskriterien erfüllten: 1) stabile klinische Situation, 2) ausreichendes akustisches Fenster mit adäquater Doppler-Untersuchung, 3) Einwilligung der Patienten, an der Studie teilzunehmen. Die früheste komplette echokardiographische Studie nach der Implantation wurde für jeden Patienten individuell identifiziert (median 8.0 ± 19.4 Tage). Patienten mit schwerer Aorten- oder Mitralklappensuffizienz wurden von der Studie ausgeschlossen. Alle Patientencharakteristika sind in der Tabelle 6 zusammengefasst.

3.4. Zeitpunkte der Untersuchung, Anonymisierung und Datenerfassung

Es lagen insgesamt 110 auswertbare Patientenakten vor. Die Daten und Auswertungen wurden in einer Microsoft Excel-Datenbank erfasst und mittels SPSS 19.0 (SPSS, Inc., Chicago, III) ausgewertet. Zur Vermeidung der Tippfehler wurden die Daten zweimal übertragen und zweimal kontrolliert. Alle Patienten bekamen eine Nummer mit ihren Initialen, so dass eine anonyme Auswertung erfolgte. Die echokardiographischen Untersuchungen erfolgten mit einem Median von 8.0 ± 19.4 Tagen.

3.5. Erhobene Parameter

Für unsere Studie haben wir folgende Parameter erhoben und ausgewertet (Tab. 8):

- Maximalgeschwindigkeit (Peak instaneous velocity) über der Aortenklappnprothese)
- mittlerer und maximaler systolischer Druckgradient
- Aortenklappenöffnungsfläche (EOA oder AVA) sowie AVA-Index
- Doppler velocity Index (DVI)
- Schlagvolumen (SV) sowie der Schlagvolumenindex (SVI)
- Ejektionsfraktion (LVEF, biplan)
- linksventrikuläre Volumina und LVOT-Diameter
- Aortenprothesenregurgitation

3.5.1. Maximale Geschwindigkeit

Die maximale Flussgeschwindigkeit über der Aortenklappenprothese oder peak instantaneous velocity wird mittels cw-Doppler gemessen (s. Kap. 1.1. u. 1.2.). Die Doppler-Geschwindigkeit über eine normal funktionierende Klappenprothese zeigt in der Regel ein ähnliches Muster wie bei einer geringen Aortenklappenstenose einer nativen Klappe, mit einer peak velocity von meist >2m/s. Die Zunahme des Schweregrades einer Klappenprothesenstenosierung stellt sich anhand höher ableitbarer Geschwindigkeiten und Gradienten dar, einer verzögerten Druckanstiegsgeschwindigkeit sowie Ejektionszeit während der Systole. Flussgeschwindigkeitswerte von >2 m/s im Bereich der Aortenklappenprothese deuten auf eine dynamische oder feste Obstruktion (Zoghbi WA et al., 2003).

Die Abbildung 7 zeigt einige Beispiele der Bestimmung der Vmax und anderer hämodynamischen Parameter über der Aortenklappenprothese und im LVOT mittels cw- und pw-Doppler.

A   B

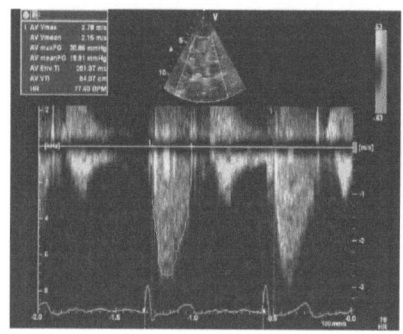 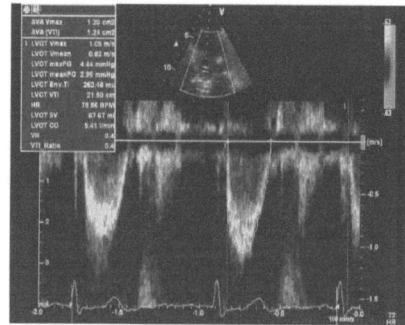

Abb. 7: A) cw-Doppler-Bestimmung von Vmax, Druckgradienten und VTI über der Aortenklappenprothese, B) pw-Doppler- Bestimmung von Vmax, Schlagvolumen (SV) und Herzzeitindex (CO) im LVOT, jeweils apikaler 5-Kammerblick, transthorakale Echokardiographie (Beispiele der Studie)

3.5.2. Druckgradient

Die Aortenklappe öffnet sich normalerweise auf einer Fläche von etwa 3-4 cm². Bei einer Stenose ist sie so weit verengt, dass während der Systole ein Druckgefälle zwischen dem linken Ventrikel und der Aorta ascendens entsteht. Der maximale Druckgradient (dPmax oder peak-Gradient) ist der höchste momentane Gradient während der Systole. Der mittleree Druckgradient (dPmean oder mean-Gradient) ist der gemittelte Druckunterschied während der gesamten Systole (s. Kapitel 1.1., 1.2., 1.3.). Die Druckgradienten werden in Bezug zur linksventrikulären systolischen Funktion gewertet (s. Kap. 1.3..).

Die maximalen und mittleren Gradienten werden anhand der vereinfachten Bernoulli-Gleichung unter Verwendung des VTI im cw-Doppler errechnet (Burstow DJ et al., 1989).

3.5.3. Aortenklappenöffnungsfläche

Die Aortenklappenöffnungsfläche ist einer der wichtigsten Parameter zur Evaluierung einer Aortenklappenstenose. Die AVA wird nach Kontinuitätsgleichung berechnet, unter Verwendung folgender Werte

1. Die prästenotische Maximalgeschwindigkkeit (V_{LVOT}) mittels pw-Doppler.

2. Die intrastenotische Maximalgeschwindigkeit (V_{AS}) mittels cw-Doppler.

3. Die Fläche des linksventikulären Ausflußtraktes (Fläche$_{LVOT}$) unmittelbar unterhalb der Aortenklappe

Dadurch entsteht die schon im Kapitel 1.2 erwähnte Formel, welche auch bei der Berechnung der AVA von Klappenprothesen während der Nachsorgeuntersuchungen verwendet wird. Darüberhinaus wurde in unserer Studie noch der AVAindex als Verhältnis der AVA berechnet. Doppler-Vermessung einer hochgradigen Aortenklappenstenose wird in der Abbildung 8 dargestellt.

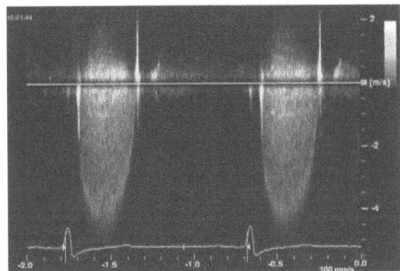 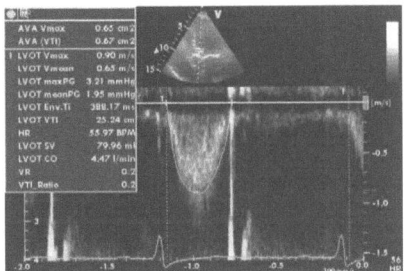

Abb. 8: Doppler-Aufnahme und Vermessung hochgradiger Aortenklappenstenose: pw-Doppler (native Klappe; Beispiele der Studie)

3.5.4. Quatifizierung der Aortenklappeninsuffizienz nach TAVI

Perkutan implantierte Aortenklappenprothesen weisen häufiger als die chirurgischen Klappenprothesen paravalvuläre Regurgitationen auf (Criber A. et al., 2006). Die Quantifizierung des Schweregrades einer paravalvulären Klappeninsuffizienz in der echokardiographischen Verlaufskontrolle ist häufig schwierig und nach perkutanem Klappenersatz aufgrund der vermehrten Häufigkeit von besonderer Bedeutung. Viele bei nativen Klappeninsuffizienzen validierte Methoden wie Vena contracta oder PISA (Abb. 9) können bei exzentrischem und paravalvulärem Regurgitationsjet nicht oder nur eingeschränkt eingesetzt werden. Laut Leitlinien der ASE soll in die Beurteilung der paravalvulären Regurgitation die Form des Regurgitationsjets eingehen, mit Betonung der Lokalisation, des zirkumferentiellen Umfangs und der Breite des Jets (Zoghbi et al., 2009, Leon MB et al., 2011) (Tab. 6). Unsere Quantifizierung schließt die meisten der u.g. Parameter ein. Allerdings können alle Paramter nicht immer valide transthorakal beurteilt werden. In userer Studie konnten bei meisten Patienten die Breite des Jets, die PHT und das aortale Flussprofil gemessen werden. Bei exzentrischen und halbmondförmigen Jets bestehen aber die angesprochenen methodischen Schwierigkeiten, so dass es eventuell bei einzelnen Patienten zu einer Überschätzung des Schweregrades der AI gekommen sein könnte (s. „Diskussion").

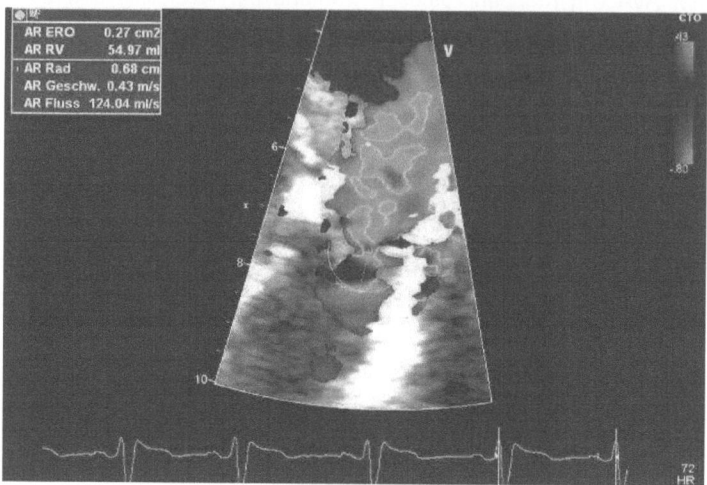

Abb. 9: Farb-Doppler, Zentraler Jet einer transvavlulären Aortenklappeninsuffizienz einer perkutan implantierten Klappenprothese mit Berechnung der effektiven Regurgutationsfläche (ERO) mit PISA-Methode

Die Patienten, die eine hochgradige AI nach TAVI aufwiesen, wurden von der Studie ausgeschlossen. Als echokardiographisches Kriterium für eine hochgradige AI wurde von uns u.a. die holodiastolische Flussumkehr in der Aorta descendens als spezifischer Parameter gewählt (Zoghbi WA et al., 2009; Leon MB et al., 2011).

Tab. 6: Parameter zur Evaluierung des Schweregrades der prothetischen AI (Zoghbi et al., 2009)			
Parameter	Gering	Moderat	Schwer
Struktur und Bewegung der Klappe	In der Regel normal	Abnormal[†]	Abnormal[†]
Strukturelle Parameter LV-Größe	Normal[‡]	Normal oder leicht dilatiert[‡]	Dilatiert[‡]
Doppler-Parameter (qualitativ und semiqualitativ) Jetbreite bei zentralen Jets (%LVOT Diam.)*	Schmall (≤25%)	(26% - 64%)	Breit (≥65%)
Jet Dichte: CW-Doppler	Undicht	Dicht	Dicht
Jet PHT, ms: CW-Doppler[§]	> 500	200 – 500	<200
LVOT flow vs. Pulm. Flow: PW-Doppler	Leicht erhöht	Intermediate	Stark erhöht
Holodiast. Flussumkehr in der Aorta desc.: PW-Doppler	Keine od. kurz (frühdiastole)	Intermediate	Prominent, holodiastolisch
Doppler Parameter (quantitativ) Regurgitant Volumen (ml/Schl.)	<30	30-59	>60
Regurgitant Fraktion (%)	<30	30-50	>50

PHT, Pressure half-time. *Parameter verwendbar für Zentraljets, ungenauer für exzentrrischen Jets; Nyquist limit von 50 bis 60 cm/s. † abnormale Bioklappen, z.B. Verdickung der Segel, Prolaps oder Kippung (bei paravalvulärer Regurgitation). ‡ Bei chron. postoper. AR bei Abwesenheit anderer Ätiologie. § LV-Compliance bedingt.

3.5.5. Ejektionsfraktion und linksventrikuläre Volumina

Die LVEF sowie LVEDV und LVESV wurden mit Hilfe der Scheibchensummationsmethode nach Simpson bestimmt (Abb. 7). Dabei wurden die enddiastolischen (erstes Bild nach Schluss der Mitralklappe) und die endsystolischen (letztes Bild vor Öffnung der Mitralklappe) Endokardgrenzen jeweils im apikalen 2- und 4-Kammerblick manuell markiert (Abb. 10). Die Papillarmuskeln wurden dabei in das Cavum miteinbezogen.

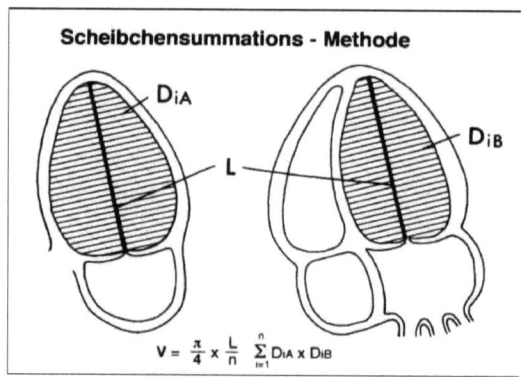

Abb. 10: Schematische Darstellung der biplanen Scheibchensummationsmethode nach Simpson mit der Formel zur Berechnung der linskventrikulären Volumina (LVEDV und LVESV) (links: apikaler 2-Kammerblick, rechts: apikaler 4-Kammerblick)

V = Volumen, DiA= Durchmesser des linken Ventrikels im apikalen 2 Kammerblick, DiB= Durchmesser des linken Ventrikels im apikalen 4 Kammerblick, L= Länge des linken Ventrikels, n= Anzahl der Scheibchen (Wittlich N et al., 1998).

Die Ejektionsfraktion ist der relative Anteil des Schlagvolumens am enddiastolischen Volumen (LVEDV) des linken Ventrikels. (Abb.11). Die Abbildungen 12 und 13 stellen das LVESV zur Bestimmung der biplanen LVEF nach Simpson im apikalen 4- und 2- Kammerblick dar.

$$LVEF = \frac{LVEDV - LVESV}{LVEDV} \times 100\%$$

Abb. 11: Formel zur Berechnung der Ejektionsfraktion aus dem linksventrikulären enddiastolischen und endsystolischen Volumen.
LVEF=Ejektionsfraktion, LVEDV = linksventrikuläres enddiastolisches Volumen, LVESV= linksventrikuläres endsystolisches Volumen.

Patienten und Methoden

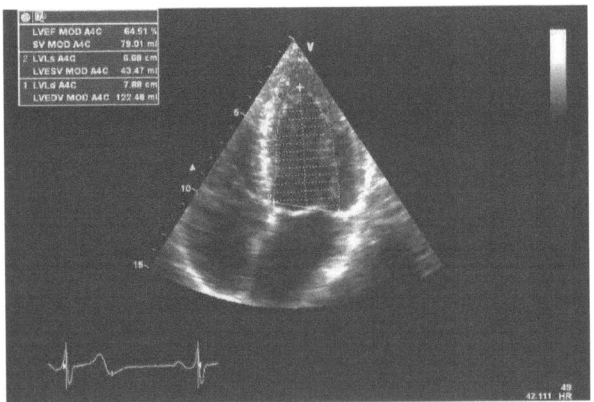

Abb. 12: Darstellung des LVESV im apikalen 4-Kammerblick zur Bestimmung der biplanen LVEF nach Simpson

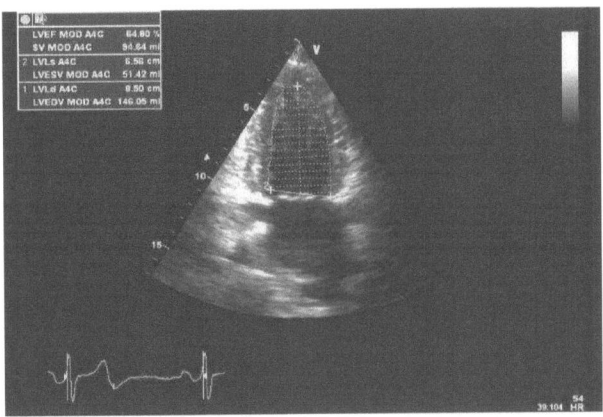

Abb. 13: Darstellung des LVESV im apikalen 2-Kammerblick zur Bestimmung der biplanen LVEF nach Simpson

3.5.6. Doppler velocity index (DVI)

Doppler velocity index (DVI) ist der Quotient aus proximaler Geschwindigkeit im LVOT und der im Bereich der Aortenklappenprothese (V_{PrAV}), und wird durch folgende Formel berechnet: **DVI = V_{LVOT}/V_{PrAV}** (Abb.14)

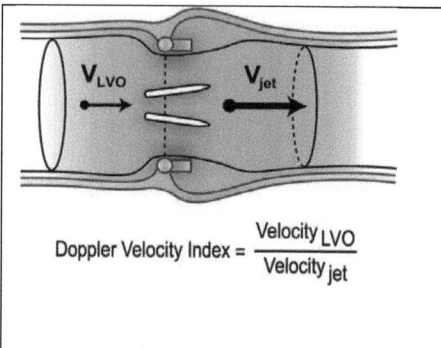

Abb. 14: Schematische Darstellung des DVI-Konzeptes. Geschwindigkeit über der Prothese wird durch den Jet beschleunigt. DVI ist der Quotient von der Geschwindigkeit im LVOT (VLVO) und Geschwindigkeit des Jets (Vjet) der Klappenprothese

Zoghbi WA et al., 2009

Der DVI ist als Parameter zur Evaluierung eines Druckgradienten zuverlässiger, da er weniger von der Klappengröße abhängig ist. Aus diesem Grund kann der DVI sehr hilfreich sein, zumal wenn der LVOT nicht valide beurteilt werden kann. Ein DVI < 0.25 weist eine signifikante Klappenobstruktion auf (Chafizadeh ER, et al., 1991).

3.5.7. Schlagvolumen (SV) und Schlagvolumenindex (SVI)

Das Schlagvolumen, genauer das Herzschlagvolumen bezeichnet das Blutvolumen, das während einer systolischen Aktion vom LV ausgeworfen wird. Es wurde anhand der Formel **VTI_{LVOT} X Kreisfläche$_{LVOT}$** kalkuliert. Für den SVI wird das SV auf die BSA (Body sufrace Area) bezogen.

4. Ergebnisse

4.1. Patientencharakteristika

Die erhobenen Patientencharakteristika sind in der Tab. 7 zusammengefasst. In der Tab. 8 werden die echokardiographischen Charakteristika der Patienten dargestellt.

Tab. 7: Patientencharakteristika

Aortenklappenprothese	Edwards Sapien 23mm	Edwards Sapien 26mm	CoreValve 26 mm	CoreValve 29 mm
n	11	23	33	43
Alter, Jahre	76.4 ± 8.6	78.8 ± 8.6	80.8 ± 6.1	79.2 ± 8.9
Männer, n (%)	0 (0%)† §	15 (65.2%)*‡	4 (12.1%)†§	26 (60.5%)*‡
Transapikaler Zugriff, n (%)	4 (36.4%)	14 (60.9%)	–	–
Größe, cm	163.5 ± 5.6†	170.5 ± 7.0*	160.1 ± 6.7†§	169.8 ± 7.4‡
Gewicht, kg	76.0 ± 20.3	76.0 ± 14.5	67.4 ± 14.5	77.0 ± 15.6
BMI, kg/m^2	28.4 ± 7.2	25.3 ± 4.6	26.3 ± 5.9	26.6 ± 4.6
BSA, m^2	1.8 ± 0.2	1.9 ± 0.2‡	1.7 ± 0.2†§	1.9 ± 0.2‡

Die Daten sind als mean ± SD bezeichnet. BMI, body mass index; BSA, body surface area. *) $P < .05$ vs. Edwards Sapien 23 mm, †) $P < .05$ vs. Edwards Sapien 26 mm, ‡) $P < .05$ vs. CoreValve 26 mm, §) $P < 0.05$ vs. CoreValve 29 mm.

Tab. 8: Echokardiographische Basischarakteristika

Aortenklappenprothese		Edwards Sapien 23mm	Edwards Sapien 26mm	CoreValve 26 mm	CoreValve 29 mm	Alle
Zeitpunkt der Untersuchung nach der Implantation (Tage)		8 ± 24	9 ± 32	8 ± 15	8 ± 5	8 ± 20
LVEF, %		56 ± 5.7	50.8 ± 10.7	54.1 ± 13.2	54.0 ± 12.1	53.5 ± 11.7
HF, 1/min		69.9 ± 7.7	76.3 ± 13.8	73.6 ± 10.1	72.9 ± 11.1	73.5 ± 11.2
SV, ml		80.2 ± 10.9	70.5 ± 24.5	66.6 ± 19.1	80.1 ± 21.7	73.9 ± 21.4
SVI, ml/m^2		43.7 ± 8.1	36.7 ± 11.9	38.1 ± 10.9	42.5 ± 10.8	40.0 ± 10.8
AI, n (%)	keine	4 (36.4%)	8 (34.8%)	7 (21.2%)	15 (34.9%)	34 (30.9%)
	geringe	6 (54.5%)	13 (56.5%)	20 (60.6%)	14 (32.6%)	53 (48.2%)
	moderate	1 (9.1%)	2 (8.7%)	6 (18.2%)	11 (25.6%)	20 (18.2%)
	moderat- bis-schwere	0	0	0	3 (7%)	3 (2.7%)
MI n (%)	keine	2 (18.2%)	4 (17.4%)	0	4 (9.3%)	10 (9.1%)
	geringe	7 (63.6%)	15 (65.2%)	19 (57.6%)	16 (37.2%)	57 (51.8%)
	moderate	1 (9.1%)	4 (17.4%)	9 (27.3%)	20 (46.5%)	34 (30.9%)
	moderat-bis-schwere	1 (9.1%)	0	5 (15.2%)	3 (7%)	9 (8.2%)

Die Daten sind als mean ± SD bezeichnet, außer der Zeit nach der Intervention, welche als median ± SD ausgedruckt ist. LVEF, Linksventrikuläre Ejektionsfraktion; HF, Herzfrequenz; SV, Schlagvolumen; SVI, Schlagvolumenindex; AI, Aorteninsuffizienz; MI, Mitralinsuffizienz.

4.2. Edwards Sapien 23mm Aortenklappenprothese

Die 23 mm Edwards Sapien Prothese wurde bei 11 Patienten implantiert. Die maximalen und mittleren Druckgradienten und die maximale Geschwindigkeit waren nur verglichen mit CoreValve 26 mm signifikant höher (s. Kap. 4.5.). 6 von 11 Patienten wiesen eine geringgradige Aortenklappeninsuffizienz auf und nur ein Patient wies eine moderate Regurgitation auf. Die hämodynamischen Werte dieser Prothese sind in der Tabelle 9 zusammengefasst:

Tab. 9: Dopplerhämodynamik und AVA der Edwards Sapien 23 mm Aortenklappenprothesen	
peak instantaneous velocity, m/s	2.3 ± 0.4
peak syst. Gradient, mmHg	22.6 ± 6.6
mean syst. Gradient, mmHg	12.4 ± 3.8
AVA, cm^2	1.50 ± 0.08
AVA_{index}, cm^2/m^2	0.83 ± 0.13
DVI	0.50 ± 0.08

4.3. Edwards Sapien 26 mm Aortenklappenprothese

Die hämodynamischen Werte der Edwards Sapien 26 mm Prothesen (23 Patienten) sind in der Tabelle 10 dargestellt. Es fanden sich keine signifikanten Unterschiede zwischen dieser Prothesengröße und den anderen Prothesen. Bei 13 Patienten dieser Gruppe konnte eine geringe und bei 2 Patienten eine moderate Regurgitation festgestellt werden.

Tab. 10: Dopplerhämodynamik und AVA der Edwards Sapien 26 mm Aortenklappenprothesen	
peak instantaneous velocity, m/s	2.0 ± 0.4
peak syst. Gradient, mmHg	16.3 ± 6.0
mean syst. Gradient, mmHg	8.8 ± 3.5
AVA, cm^2	1.84 ± 0.53
AVA$_{index}$, cm^2/m^2	0.98 ± 0.32
DVI	0.55 ± 0.12

4.4. CoreValve 26 mm Aortenklappenprothese

Die Werte für CoreValve 26 mm Prothesen (33 Patienten) fasst die Tabelle 11 zusammen. Wie schon im Kapitel 4.1. erwähnt, besteht bei CoreValve 26 mm Prothesen, verglichen mit Edwards Sapien 23 mm, eine signifikant niedrigere mittlere peak velocity (1.9 ± 0.4 vs. 2.3 ± 0.4; P = 0.03). Auch der maximale Gradient (15.3 ± 6.4 vs. 22.6 ± 6.6; P = 0.02) und der mittlere Mittelgradient (8.4 ± 3.9 vs. 12.4 ±3.8; P = 0.03) waren signifikant niedriger. 20 Patienten mit CoreValve 26 mm hatten eine geringe und 6 Patienten eine moderate Regurgitation.

4.5. CoreValve 29 mm Aortenklappenprothese

Die CoreValve 29 mm Prothese wurde bei 43 Patienten implantiert. Bis auf die signifikant größere Aortenöffnungsfläche verglichen mit Edward Sapien 23 mm (1.81 ± 0.37 cm^2 vs. 1.50 ± 0.08 cm^2; P = 0.03) bieten CoreValve 29 mm ähnliche hämodynamische Parameter wie die anderen 3 Klappenprothesen. Während 14 Patienten mit CoreValve 29 mm eine geringe und 11 Patienten eine moderate AI aufwiesen, stellte sich bei 3 Patienten eine moderat- bis schwere Regurgitation dar.

Die Ergebnisse sind in der Tabelle 12 zusammengefasst.

Tab. 11: Dopplerhämodynamik und AVA der CoreValve 26 mm Aortenklappenprothesen	
peak instantaneous velocity, m/s	1.9 ± 0.4
peak syst. Gradient, mmHg	15.3 ± 6.5
mean syst. Gradient, mmHg	8.4 ± 3.9
AVA, cm^2	1.81 ± 0.37
AVA_{index}, cm^2/m^2	1.05 ± 0.24
DVI	0.57 ± 0.12

Tab. 12: Dopplerhämodynamik und AVA der CoreValve 29 mm Aortenklappenprothesen	
peak instantaneous velocity, m/s	2.0 ± 0.5
peak syst. Gradient, mmHg	17.1 ± 8.0
mean syst. Gradient, mmHg	9.2 ± 4.5
AVA, cm^2	1.95 ± 0.39
AVA_{index}, cm^2/m^2	1.01 ± 0.3
DVI	0.53 ± 0.15

Tabelle 13: Dopplerhämodynamik und AVA für verschiedene Bioklappen

Aortenklappenprothese	Edwards Sapien 23 mm	Edwards Sapien 26 mm	CoreValve 26 mm	CoreValve 29 mm	Alle
peak instantaneous velocity, m/s	2.3 ± 0.4†	2.0 ± 0.4	1.9 ± 0.4*	2.0 ± 0.5	2.0 ± 0.4
peak syst. Gradient, mmHg	22.6 ± 6.6†	16.3 ± 6.0	15.3 ± 6.5*	17.1 ± 8.0	16.9 ± 7.2
mean syst. Gradient, mmHg	12.4 ± 3.8†	8.8 ± 3.5	8.4 ± 3.9*	9.2 ± 4.5	9.2 ± 4.2
AVA, cm^2	1.50 ± 0.08§	1.84 ± 0.53	1.81 ± 0.37	1.95 ± 0.39*	1.84 ± 0.42
AVA_{Index}, cm^2/m^2	0.83 ± 0.13	0.98 ± 0.32	1.05 ± 0.24	1.01 ± 0.3	1.0 ± 0.28
DVI	0.50 ± 0.08	0.55 ± 0.12	0.57 ± 0.12	0.53 ± 0.15	0.54 ± 0.13

Alle Daten sind als mean ± SD bezeichnet. AVA, Aortenöffnungsfläche; DVI, Doppler velocity index. *) $p < .05$ vs. Edwards Sapien 23 mm, †) $p < .05$ vs. Edwards Sapien 26 mm, ‡) $p < .05$ vs. CoreValve 26 mm, §) $p < 0.05$ vs. CoreValve 29 mm.

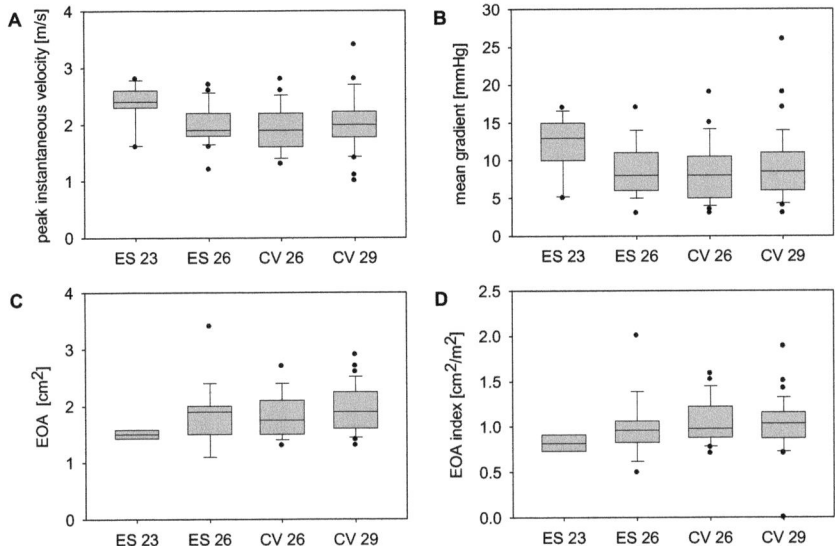

Abb. 15: A) Max. Geschwindigkeit (A), Mittlerer Druckgradient (B), Aortenöffnungsfläche (AVA, C) und AVA_{index} (D) der Edwards Sapien 23 mm (ES 23) und 26 mm (ES 26) Prothesen sowie der CoreValve 26 mm (CV 26) und 29 mm (CV 29 mm) Prothesen. $p < 0.05$

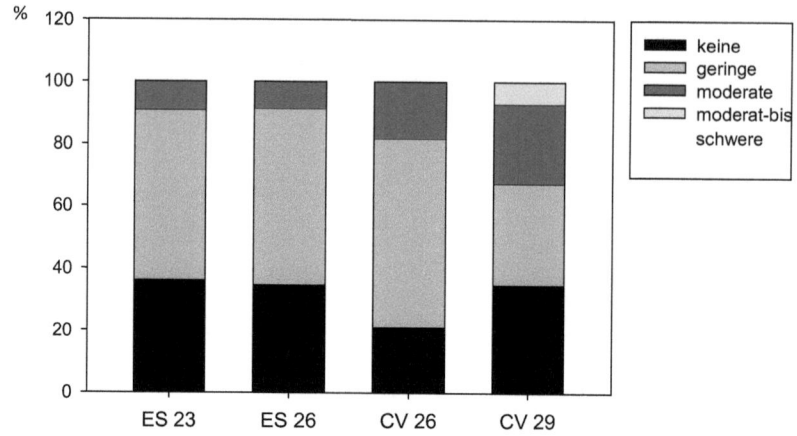

Abb. 16: Der Schweregrad der Aortenklappeninsuffizienz nach TAVI: Edwards Sapien 23 mm (ES 23) und 26 mm (ES 26) Prothesen sowie CoreValve 26 mm (CV 26) und 29 mm (CV 29 mm) Prothesen.

4.6. Zusammenfassung der Ergebnisse

Ziel der Arbeit war es, bei 110 konsekutiven Patienten nach interventionellem Aortenklappenersatz bei hochgradiger Aortenklappenstenose mittels Echokardiographie die Beurteilung der Prothesenfunktion vorzunehmen.

Die maximale systolische Geschwindigkiet für alle Prothesen beträgt 2.0 ± 0.4 m/s. Der durchschnittliche maximale (peak) Druckgradient für alle Klappen ist 16.9 ± 7.2 mmHg mit einem durchschnittlichen Mittelgradienten von 9.2 ± 4.2 mmHg. Die mittlere effektive Aortenöffnungsfläche (AVA) ist 1.84 ± 0.42 cm^2 mit einem AVA$_{index}$ von 1.0 ± 0.3 cm^2/m^2. Der mittlere Doppler velocity index (DVI) ist 0.54 ± 0.13. Die mittlere LVEF und das Schlagvolumen (SV) betragen 53.5 ± 11.7% bzw. 73.9 ± 21.4 ml.

Die multivariate Analyse zeigt, dass es nur bei CoreValve 26 mm Prothesen, verglichen mit Edwards Sapien 23 mm eine signifikant niedrigere mittlere peak velocity (1.9 ± 0.4 vs. 2.3 ± 0.4; p = 0.03) vorliegt. Auch der maximale Gradient (15.3 ± 6.4 vs. 22.6 ± 6.6;

p = 0.02), und der mittlere Gradient (8.4 ± 3.9 vs. 12.4 ±3.8; p = 0.03) waren bei CoreValve 26 mm signifikant niedriger. Darüber hinaus konnten wir feststellen, dass CoreValve 29 mm Prothesen eine signifikant größere AVA haben als Edwards Sapien 23 mm Prothesen (1.81 ± 0.37 cm^2 vs. 1.50 ± 0.08 cm^2; p = 0.03). Dagegen aber zeigten alle untersuchten Klappenarten keine signifikanten Unterschiede bezüglich des AVA$_{index}$ (Tab. 13, Abb. 15).

34 Patienten (30,9%) hatten keine AI nach TAVI, bei 53 Patienten (48,2%) konnte eine geringe AI nachgewiesen werden, 20 Patienten (18,2%) wiesen eine moderate und 2,7% (3 Patienten) eine moderat - bis schwere AI auf (Abb. 16).

5. Diskussion

5.1. Die Methode des perkutanen Aortenklappenersatzes

Der perkutane Aortenklappenersatz ist eine neue, erfolgreiche und vielversprechende Methode für mehr als 30% aller symptomatischen Patienten mit schwerer Aortenklappenstenose, die für einen chirurgischen Eingriff wegen relevanter Komorbidität nicht geeignet sind (s. Kap. 1.5. u. 1.8.). Aufgrund der guten Erfahrungen und des Nachweises der Nicht-Unterlegenheit für TAVI bei den Hochrisikopatienten im Vergleich zu chirurgischen Eingriffen (Smith CR et al., 2011), ist wahrscheinlich, dass sich das perkutane Vorgehen als Standard-Therapie neben einem operativen Klappenersatz etablieren könnte. Aus diesem Grund sowie durch die zunehmende Erfahrung mit dieser Methode wird die Anzahl perkutaner Aortenklappenersätze steigen und damit auch die Bedeutung für eine ambulante echokardiographische Kontrolle dieses neuen Typs von Klappenprothesen.

5.2. Die Rolle der Echokardiographie in der Beurteilung der Prothesenfunktion nach TAVI

Die Evaluation symptomatischer Patienten mit einer Klappenprothese sollte zunächst immer mit einer körperlichen Untersuchung begonnen werden. Da aber eine Prothesendysfunktion und andere, oft begleitende kardiale Erkrankungen gleiche Symptome erzeugen, ist ein spezifisches diagnostisches Vorgehen bei der Beurteilung der Klappenprothese notwendig. Die Methode der Wahl für die nicht-invasive Diagnostik nach einem Klappenersatz, auch nach TAVI ist die transthorakale Echokardiographie (Zoghbi WA et al., 2009). Ziel unserer Studie war es die Normwerte für Dopplerhämodynamik und effektive Öffnungsfläche der zwei perkutan implantierbaren biologischen Aortenklappenprothesentypen (Edwards SAPIEN und CoreValve) zu etablieren. Da eine geringgradige paravalvuläre Regurgitation vor allem bei Patienten mit CoreValve Prothesen üblich ist, wurden nur die Patienten mit schwerer Aorten- oder

Mitralklappeninsuffizienz wegen deren Einflusses auf forward-flow Hämodynamik (Zoghbi WA et al., 2009) von der Studie ausgeschlossen.

Unsere Studie hatte nicht das Ziel, die verschiedenen verfügbaren Bioklappen weder miteinander noch mit chirurgisch implantierten Prothesen zu vergleichen. Sie sollte stattdessen die nicht-invasiv gemessenen hämodynamischen Parameter von erfolgreich transkutan implantierten Edwards Sapien- und CoreValve-Bioklappen verschiedener Größen bestimmen. Allerdings wurden keine zusätzlichen invasiven Messungen der Hämodynamik durchgeführt, denn es besteht eine gute Korrelation zwischen den nicht-invasiv erhobenen Werten und den katheter-basierten Parametern für die Aortenklappenprothesen (Burstow DJ et al., 1989; Hachicha Z. Et al., 2007). Darüber hinaus sollten die echokardiographischen Normwerte definiert werden, da die routinemäßigen Nachsorge-Untersuchungen für die überwiegende Mehrheit der Patienten nicht-invasiv mittels Echokardiographie durchgeführt werden.

Es muss noch erwähnt werden, dass die pathologisch erhöhten Druckgradienten auch bei normaler Prothesenfunktion bei kleiner Prothesengröße, erhöhtem Herzzeitvolumen oder bei PPM möglich sind. Auch kann bei hochgradig eingeschränkter systolischer LV-Pumpfunktion schon ein leicht bis mäßig erhöhter Druckgradient Ausdruck einer signifikanten Stenose sein. Somit kann ein Druckgradient allein ohne Berücksichtigung weiterer Parameter nur schwer valide Aussagen über die Qualität einer Prothesenfunktion machen. Die Druckgradienten, die mittels vereinfachten Bernoulli Gleichung bestimmt werden, korrelieren gut mit hämodynamisch gemessenen Gradienten (Hachicha Z. Et al., 2007).

5.3. Beurteilung des Schweregrades der Aortenklappeninsuffizienz

69,1% der Patienten wiesen nach TAVI eine Aortenklappenregurgitation auf. Von den 110 untersuchten Patienten wiesen 18,2% (20 Patienten) eine moderate und 2,7% (3 Patienten) eine moderat - bis – schwere AI auf. Wir gehen davon aus, dass die Schwere der AI in unserer Studie möglicherweise überschätzt wurde. Die Empfehlungen der ASE für die Beurteilung der prothetischen Aortenklappenregurgitation können bei TAVI-Patienten nur begrenzt verwendet werden, da der Regurgitationsjet oft paravalvulär, ezxentrisch und halbmondförmig ist. Hier wäre eine TEE oder 3D-echokardiographische Beurteilung aussagekräftiger. Abdel-Wahab et al. analysierten die Daten von 690 Patienten aus dem deutschen TAVI-Register (seit 2009 wurden im Deutschen TAVI-Register insgesamt 2.300 Patienten registriert). Von den 690 untersuchten Patienten wiesen 118 (17,2%) eine signifikante AI auf ($\geqslant$2 von 4 Schweregraden). Diese Zahl wäre vergleichbar mit der von unserer Studie (20,9%), schließt jedoch auch die Patienten mit hochgradiger AI ein, während in unserer Studie solche Patienten ausgeschlossen wurden. So wäre die Anzahl der Patienten mit signifikanter AI in userer Studie doch relativ höher, da auch ohne Patienten mit hochgradiger AI weisen ja 20,9% unserer Patienten eine signifikante AI auf. Jedoch wurde in der Studie von Abdel-Wahab et al. die Klappeninsuffizienz nicht echokardiographisch, sondern angiographisch nach der Implantation der Prothese gemessen. Die Daten mögen korrekter sein, spiegeln aber die Möglichkeiten einer internistischen bzw. kardiologischen Praxis nicht wider.

Eine moderate paravalvuläre AI ist bei Patienten nach TAVI also häufig (Abdel-Wahab et al, 2011), doch auch bei Patienten mit postinterventioneller moderater Prothesenregurgitation gilt die TAVI als erfolgreich, so dass auch diese Patienten in eine ambulante Nachsorgeuntersuchung zur Beurteilung der Prothesenfunktion unterzogen werden. Die Daten dieser Patienten sollten ebenso in die Berechnung der Dopplernormwerte eingeschlossen werden, da sie weltweit eine relevante Anzahl unter der TAVI-Patienten ausmachen. Um den Einfluß der Prothesenregurgitation auf die Dopplerwerte zu beurteilen, unternahmen wir eine Subanalyse, bei der die Patienten in zwei Gruppen erteilt wurden („keine oder geringe AI" und „moderat – bis schwere AI"). Im Vergleich mit Patienten mit keiner oder geringer AI zeigte die Analyse nur eine dezente Zunahme der max. Geschwindigkeit und Druckgradienten bei Patienten mit moderat - bis schwerer AI. Beispielsweise stellte sich der mittlere mean Gradient bei Patienten mit keiner oder geringer AI mit 9,02 mmHg dar, während der bei Patienten mit moderat - bis schwerer AI 11,86 mmHg war. Dieser Unterschied hat keine Relevanz in der Beurteilung des Prothesenzustandes (s. auch die Publikation in European Hear Journal – Spethmann S., et al., 2012).

Eine 3D-Studie für die Beurteilung der AI (Gonçalves A et al., 2012) konnte akkurate Messungen paravalvulärer Prothesenregurgitationen nach TAVI mittels Planimetrie der Vena Contracta durchführen, u.a. konnte die Studie mittels 3D-TTE eine Klassifikation zwischen paravalvulärer und zentraler Regurgitation etablieren. Allerdings auch hier besteht aus logistischen, zeitlichen sowie preislichen Gründen noch keine Möglichkeit ambulanter Durchführung der 3D-Echokardiographien im Rahmen der Nachsorgeuntersuchungen, genauso wie transösophagealen Echokardiographien, die ambulant nicht so häufig verwendet werden können. Unsere Studie hatte das Ziel, Dopplernormwerte für die ambulanten Nachsorgeuntersuchungen zu etablieren, die die niedergelassenen Kardiologen in der Praxis durchführen könnten, um den Prothesenzustand zu evaluieren, so dass es nach wie vor die 2D-Echokardiographie die Methode der Wahl bleibt, auch wenn diese Methode bei paravalvulärer Protheseninsuffizienz nicht immer sichere Aussagen ermöglicht.

5.4. Vergleich der verschiedenen Klappenprothesen

Es gab keine signifikanten Unterschiede bezüglich der LVEF, Herzfrequenz und des Schlagvolumens bei den Patienten mit den verschiedenen Aortenklappenprothesen. Jedoch war diese Studie nicht prospektiv auf einen direkten Vergleich der Prothesen ausgelegt. Es zeigte sich, dass die CoreValve 26 mm Prothesen signifikant niedrigere mittlere Spitzengeschwindigkeiten sowie niedrigere peak und mittlere mean Gradienten hatten. Darüber hinaus hatte die CoreValve 29mm Prothese durchschnittlich eine signifikant größere Öffnungsfläche im Vergleich zu Edwards Sapien 23 mm Prothesen. Diese Ergebnisse stimmen gut mit früheren Studien an chirurgisch implantierten Aortenklappenprothesen überein, welche eine inverse Korrelation zwischen Klappengröße und Flussgeschwindigkeit nachwiesen (Kisanuki A et al., 1986; Reisner SA et al., 1988). Obwohl die CoreValve 26 mm Prothesen die größte Öffnungsfläche bezogen auf die Körperoberfläche aufwiesen, konnten es keine signifikanten

Unterschiede im Vergleich zu den anderen Klappenarten festgestellt werden. Die Verwendung des AVA_{index} bei der Beschreibung der Funktion der Prothese ist sinnvoller als die der absoluten Öffnungsfläche, da so das Zusammenspiel zwischen der Klappenprothese und der Patientencharakteristika (vor allem Körpergewicht bzw. BMI) besser abgebildet wird. Die AVA sollte zur Körpergröße und damit in der Regel auch zu den intrakardialen Abmessungen des Patienten angemessen sein, um so die transvalvulären Druckgradienten niedrig zu halten (Dumesnil JG et al., 1990; 1992; Pibarot P et al., 2000). Dieser Zusammenhang erklärt sehr gut, dass der AVA_{index} der einzige Parameter ist, der eine Auswirkung auf das klinische Outcome bei Patienten nach Aortenklappenersatz hat (Blackstone EH et al., 2003; Koch CG et al., 2005; Dumesnil JG et al., 2006).

Die Stärken der hier präsentierten Daten sind die zusätzlich erhobenen hämodynamischen Parameter wie LVEF und das Schlagvolumen, die für eine adäquate Interpretation der Doppler-Daten aufgrund der Strömungsabhängigkeit erforderlich sind (Baumgartner H et al., 1992) und in den meisten der publizierten Literatur über die Normwerte für Klappenprothesen häufig fehlen, so dass deren konkrete Anwendung für den einzelnen Patienten schwierig sein kann (Rosenhek R et al., 2003).

Eine erhaltene LVEF schließt jedoch eine beeinträchtigte systolische Funktion und paradoxe low-flow Situation nicht aus (Hachicha Z et al., 2007). Das Schlagvolumen hat daher eine größere Bedeutung für das Flussprofil als die LVEF. Wichtig ist zu erwähnen, dass die Patienten in unserer Studie eine normale mittlere Flusshämodynamik mit einem mittleren SV von über 70ml und SVI von $40ml/m^2$ hatten. Bei Patienten, die low-flow low-Gradient Zustände aufweisen, sollten unsere Normwerte daher mit Vorsicht verwendet werden (Rosenhek R et al., 2003, Zoghbi WA et al., 2009), doch die kalkulierte Öffnungsfläche und der DVI sollten auch bei diesen Patienten gelten.

Zusammengefasst zeigen unsere Ergebnisse, dass aufgrund der hämodynamischen Funktion keine einzelne Größe der perkutanen Bioklappen bevorzugt werden sollte. Die Entscheidung, welche Klappenprothese implantiert wird, muss daher eher in erster Linie vom Diameter des Klappenrings sowie von den weiteren individuellen Rahmenbedingungen wie den Beckenachsen und dem Diameter der Aorta ascendens und dem Abstand zwischen Klappenanulus und der Anatomie der Koronarostien abhängen.

5.5. Klinische Bedeutung der postinterventionellen Prothesenregurgitation

Abdel-Wahab et al., konnten zeigen, dass eine signifikante AI bei Patienten nach TAVI häufig ist. Diese führt zu häufigeren stationären Aufenthalten und ist mit einer Zunahme der Mortaliät assoziiert. Es fehlen allerdings Langzeitstudien, so dass es weiterhin die Notwendigeit besteht den Einfluß der AI auf das klinische Langzeit - Outcome nach TAVI zu definieren (Abdel-Wahab et al. 2011)

5.6. Vergleich mit chirurgisch implantierten Aortenklappenprothesen

Im Vergleich zu bereits veröffentlichten echokardiographischen Doppler-Normwerten der chirurgisch implantierten bioprothetischen gestenteten Aortenklappen (s. Kapitel 1.5.), zeigen unsere Daten für die perkutanen Klappen in der Tendenz niedrigere mittlere Spitzengeschwindigkeiten und niedere transvalvuläre Druckgradienten zu haben. Auch die Normwerte einiger stentfreien („stentless") Klappen scheinen höher zu sein als die von uns untersuchten perkutanen Prothesen (Jin XY et al., 1998; Ius P et al., 1996; Bortolotti U et al., 1997). Die AVA ist vergleichbar mit früher publizierten Daten der chirurgisch implantierten gestenteten bioprothetischen Aortenklappen. Leider ist nicht möglich, den AVA_{index} zu vergleichen, da dieser Parameter in der verfügbaren Literatur nahezu nicht erwähnt wird.

Unsere Ergebnisse erscheinen auch deshalb interessant, da die degenerativ veränderten und oft schwer verkalkten Taschen der nativen Klappe in situ verbleiben und während der Valvuloplastie nur an die Aortenwand gedrängt werden (s. Kap. 1.10). Dementsprechend könnte ein „recoil" erwartet werden, welcher zu einer Verringerung der Öffnungsfläche und damit auch zu einer Erhöhung des transvalvulären Druckgradienten führen könnte. Die häufig vorkommende paravalvuläre Regurgitation könnte diesen hämodynamischen Effekt zusätzlich verstärken. Wir können methodisch den „recoil" in unserer Studie nicht beurteilen, da die Untersuchungen in der ersten Woche nach Klappenersatz erfolgten.

5.7. Limitationen

Eine Limitation dieser Arbeit ist die Unfähigkeit eine sichere Aussage über den Schweregrad der AI nach TAVI mittels 2D-Echokardiographie zu machen. Eine Alternative wäre die Beurteilung der postinterventionellen Prothesenregurgitation mittels 3D-Echokardiographie oder TEE. Diese Methoden sind jedoch oft in der ambulanten Nachsorge nicht verfügbar.

Eine weitere Limitation unserer Studie ist die Tatsache, dass eine transösophageale Echokardiographie (TEE) nach TAVI routinemäßig nicht durchgeführt wurde. Diese weist im Vergleich zur transthorakalen Echokardiographie vor allem bei Patienten mit schlechtem akustischem Fenster eine höhere Sensitivität auf. Darüber hinaus ermöglicht die TEE besser eine posteriore paravalvuläre Regurgitation nachzuweisen, die transthorakal häufig nicht einzusehen ist (Zoghbi WA et al., 2009). Bei Patienten nach TAVI mit den entsprechenden linksventrikulären Veränderungen sind andere Parameter wie die Rate der Dezeleration des diastolischen Regurgitationsjets und die abgeleitete Druckhalbierungszeit bei der Evaluation der AI wenig hilfreich, weil sie u.a. mehr von der LV-Compliance abhängen als von dem Schweregrad der Aorteninsuffizienz (Zoghbi WA et al., 2003). Wie empfohlen verwendeten wir daher ein integratives Vorgehen verschiedener Parameter mit Betonung auf das Strömungsprofil in der thorakalen und abdominalen Aorta, da eine holodiastolische Flussumkehr in der thorakalen Aorta deszendens eine mindestens moderate Aortenklappeninsuffizienz zeigt (Zoghbi WA et al., 2009).

Da die Mehrheit der echokardiographischen follow-up Untersuchungen binnen eines Monates durchgeführt wurden, steht uns keine Information über die mittel- und langfristige Änderungen zur Verfügung. In einer Subgruppen-Analyse konnten allerdings keine signifikanten Unterschiede bezüglich der AVA und des AVA_{index} bei Patienten festgestellt werden, die später als einen Monat nach TAVI untersucht worden sind.

Als weitere Limitation der Daten sollte berücksichtigt werden, dass bei Patienten mit Aortenklappenprothesen und engem LV-Ausflusstrakt aufgrund der LV-Hypertrophie, die proximale Geschwindigkeit erhöht sein kann und daher auch in der Bernoulli Gleichung einbezogen werden sollte, um die Druckgradienten genauerer abzuleiten. Wir verwendeten aber nur die vereinfachte Bernoulli-Gleichung. Trotzdem besteht eine gute Korrelation zwischen Druckgradienten, die von der vereinfachten Bernoulli Gleichung übernommen werden, und den invasiv gemessenen Gradienten (Baumgartner H et al., 2009).

6. Zusammenfassung

Die Aortenklappenstenose ist heutzutage das häufigste therapiebedürftige Herzklappenvitium bei erwachsenen Patienten in den industrialisierten Ländern. Die verkalkte trikuspide Aortenklappenstenose betrifft dabei vor allem ältere Patienten.

Der perkutane Aortenklappenersatz (TAVI) ist ein neuer therapeutischer Ansatz für die Behandlung einer hochgradigen Aortenklappenstenose bei multimorbiden oder alten Patienten mit hohem OP-Risiko. Derzeit sind zwei bioprothetische Aortenklappen für die kathetergestützte Aortenklappenimplantation verfügbar: Die Edwards-Sapien-Prothese (Rinderperikardklappe) und die selbstexpandierende CoreValve-Prothese (Schweineperikardklappe).

Mit der zunehmenden Anzahl durchgeführter TAVI besteht die Notwendigkeit der echokardiographischen Nachbeobachtung und Beurteilung dieser neuen Klasse von bioprothetischen Klappen. Die Doppler-Echokardiographie ist dabei die Methode der Wahl bei der Untersuchung der Patienten mit prothetischen Herzklappen. Die bisher veröffentlichten TAVI-Studien, die Doppler-Daten präsentierten, bezogen sich nicht auf Klappengröße und Klappenart, darüberhinaus wurden auch Patienten mit periprozeduralen Komplikationen eingeschlossen, was einen wichtigen Unterschied zu unserer Studie darstellt.

Unsere Studie konnte Doppler-Normwerte sowie die effektive Öffnungsfläche für die bioprothetischen perkutanen Aortenklappenprothesen vom Typ Edwards Sapien und CoreValve etablieren. Dies wird zukünftig erlauben, diese neue Art von Bioprothesen nach der Implantation besser zu beurteilen.

Wir haben die früheste Echokardiographie (median 8 ± 20 Tagen) von 110 klinisch stabilen Patienten nach perkutanem Aortenklappenersatz ausgewertet. Es wurden die maximalen und mittleren Druckgradienten sowie die maximale systolische Geschwindigkeit ermittelt. Die effektive Öffnungsfläche wurde anhand der Kontinuitätsgleichung berechnet. Des weiteren wurden die linksventrikuläre Ejektionsfraktion und das Schlagvolumen bestimmt. In den meisten Publikationen über die Normwerte für chirurgische Klappenprothesen hingegen fehlen diese Werte.

Patienten mit postinterventionellen hochgradigen Aortenklappen- oder Mitralklappenregurgitationen waren ein Ausschlusskriterium. Die mittlere LVEF betrug 53.5 ± 11.7% und das Schlagvolumen 73.9 ± 21.4 ml.

Die maximale systolische Geschwindigkeit über der Klappenprothese für alle Klappenprothesen war 2.0 ± 0.4 m/s (1.0-3.4 m/s). Der maximale (peak) Druckgradient betrug 16.9 ± 7.2 mmHg (4-46 mmHg), der mittlere Gradient 9.2 ± 4.2 mmHg (3-26 mmHg). Die mittlere Aortenöffnungsfläche war 1.84 ± 0.42 cm^2 (1.1-3.4 cm^2) mit einer AVA$_{Index}$ von 1.0 ± 0.3 cm^2/m^2 (0.5-2.0 cm^2). Der mittlere Doppler velocity index (DVI) betrug 0.54 ± 0.13 (0.2-0.8).

Die multivariate Analyse zeigte, dass es nur bei den CoreValve 26 mm Prothesen, verglichen mit Edwards Sapien 23 mm eine signifikant niedrigere peak velocity (1.9 ± 0.4 vs. 2.3 ± 0.4; p = 0.03) vorliegt. Auch der maximale Gradient (15.3 ± 6.4 vs. 22.6 ± 6.6; p = 0.02), und der mittlere Gradient (8.4 ± 3.9 vs. 12.4 ±3.8; p = 0.03) waren bei CoreValve 26 mm Prothesen signifikant niedriger. Darüber hinaus konnte nachgewiesen werden, dass CoreValve 29 mm Prothesen eine signifikant größere effektive Öffnungsfläche haben als Edwards Sapien 23 mm Prothesen (1.81 ± 0.37 cm^2 vs. 1.50 ± 0.08 cm^2; p = 0.03). Werden aber die indizierten Öffnungsflächen verglichen, konnten keine signifikanten Unterschiede zwischen den untersuchten Klappenarten gefunden werden.

20,9% unserer Patienten wiesen nach TAVI eine signifikante AI auf. Diese waren meistens paravalvuläre, halbmondförmige Regurgitationen. Hier besteht in der Literatur kein Konsens über die exakte Quantifizierung mittels 2D-Echokardiografie.

Verglichen mit publizierten hämodynamischen Daten chirurgisch implantierter Aortenklappenprothesen, zeigen die perkutan implantierten Aortenklappenprothesen vergleichbare effektive Klappenöffnungsflächen, aber niedrigere maximale Geschwindigkeiten und Druckgradienten.

7. Anhang

7.1. Tabellenverzeichnis

Tab. 1	Klassifikation der Aortenklappenstenose..	3
Tab. 2	Echokardiographische oder invasiv ermittelte Parameter für das Vorliegen einer hochgradigen Aortenklappenstenose	7
Tab. 3	Ergebnisse nach perkutanem Aortenklappenersatz (Pilgrim et al., 2010)............	10
Tab. 4	Ergebnisse nach perkutanem Aortenklappenersatz (Kahlert P et al., 2008)........	11
Tab. 5	Essentielle Parameter zur Evaluierung der Klappenprothesenfunktion	23
Tab. 6	Parameter zur Evaluierung des Schweregrades der prothetischen AI	29
Tab. 7	Patientencharakteristika...	33
Tab. 8	Echokardiographische Basischarakteristika...	34
Tab. 9	Dopplerhämodynamik und AVA der Edwards Sapien 23 mm Aortenklappenprothesen...	35
Tab. 10	Dopplerhämodynamik und AVA der Edwards Sapien 26 mm Aortenklappenprothesen...	36
Tab. 11	Dopplerhämodynamik und AVA der CoreValve 26 mm Aortenklappenprothesen...	37
Tab. 12	Dopplerhämodynamik und AVA der CoreValve 29 mm Aortenklappenprothesen...	37
Tab: 13	Dopplerhämodynamik und AVA für verschiedene Bioklappen...........................	38

7.2. Abbildungverzeichnis

Abb. 1	Kontinuitätsgleichung zur Berechnung der Aortenklappenöffnungsfläche..........	4
Abb. 2	SAPIEN-Bioprothese, © 2010 Edwards Lifesciences LLC................................	12
Abb. 3	Schematische (© 2010 Medtronic GmbH) und echokardiographische Darstellung der CoreValve Prothese..	13
Abb. 4	Ballonvalvuloplastie, Fluoroskopie..	16
Abb. 5	Rapid pacing (Webb JG et al., 2006)...	16
Abb. 6	Bioprothesen vor und nach der Implantation..	17
Abb. 7	CW- und PW-Doppler Bestimmung der hämodynamischen Parameter über der Aortenklappenprothese und im LVOT...................	26
Abb. 8	Doppler-Aufnahme und Vermessung hochgradiger Aortenklappenstenose.....	27
Abb. 9	Zentraler Jet einer transvavlulären Aortenklappeninsuffizienz einer perkutan implantierten Klappenprothese (PISA-Methode)...............................	28
Abb. 10	Schematische Darstellung der biplanen Scheibchensummationsmethode nach Simpson...	30
Abb. 11	Formel zur Berechnung der Ejektionsfraktion aus dem linksventrikulären enddiastolischen und endsystolischen Volumen..	30
Abb. 12	Darstellung des LVESV im apikalen 4-Kammerblick zur Bestimmung der biplanen LVEF nach Simpson...	31
Abb. 13	Darstellung des LVESV im apikalen 2-Kammerblick zur Bestimmung der biplanen LVEF nach Simpson...	31
Abb. 14	Schematische Darstellung des DVI-Konzeptes...	32
Abb. 15	Max. Geschwindigkeit, mittl. Druckgradient, AVA und AVAindex von Edwards Sapien und CoreValve Prothesen..	39
Abb. 16	Der Schweregrad der Aortenklappeninsuffizinez nach TAVI............................	40

7.3. Literaturverzeichnis

Abdel-Wahab M, Zahn R, Horack M, Gerckens U, Schuler G, Sievert H, Eggebrecht H, Senges J, Richardt G; German transcatheter aortic valve interventions registry investigators. Heart. 2011 Jun;97(11):899-906.

Alam M, Goldstein S, Lakier JB. Echocardiographic changes in the thickness of porcine valves with time. Chest 1981;79:663-8.

Alexander KP, Anstrom KJ, Muhlbaier LH, et al. Outcomes of cardiac surgery in patients > or = 80 years: results from the National Cardiovascular Network. J Am Coll Cardiol. 2000;35(3):731–8.

Andersen HR, Knudsen LL, Hasenkam JM. Transluminal implantation of artificial heart valves. Description of a new expandable aortic valve and initial results with implantation by catheter technique in closed chest pigs. Eur Heart J. 1992;13:704–8.

Aurigemma G, Battista S, Orsinelli D, Sweeney A, Pape L, Cuenoud H. Abnormal left ventricular intracavitary flow acceleration in patients undergoing aortic valve replacement for aortic stenosis: a marker for high postoperative morbidity and mortality. Circulation 1992;86:926 –36.

Aurigemma GP, Silver KH, McLaughlin M, Mauser J, Gaasch WH. Impact of chamber geometry and gender on left ventricular systolic function in patients _60 years of age with aortic stenosis. Am J Cardiol 1994;74:794–8.

Bache RJ, Vrobel TR, Ring WS, Emery RW, Andersen RW. Regional myocardial blood flow during exercise in dogs with chronic left ventricular hypertrophy. Circ Res 1981;48:76–87.

Baumgartner H, Khan S, DeRobertis M, Czer L, Maurer G. Effect of prosthetic aortic valve design on the Doppler-catheter gradient correlation: an in vitro study of normal St. Jude, Medtronic-Hall, Starr-Edwards and Hancock valves. J Am Coll Cardiol 1992; 19(2):324-332.

Baumgartner H, Hung J, Bermejo J, Chambers JB, Evangelista A, Griffin BP, Iung B, Otto CM, Pellikka PA, Quinones M, Eae/Ase. Echocardiographic assessment of valve stenosis: EAE/ASE recommendations for clinical practice. Eur J Echocardiogr 2009; 10(1):1-25.

Blackstone EH, Cosgrove DM, Jamieson WR, Birkmeyer NJ, Lemmer JH, Jr., Miller DC, Butchart EG, Rizzoli G, Yacoub M, Chai A. Prosthesis size and long-term survival after aortic valve replacement. J Thorac Cardiovasc Surg 2003; 126(3):783-796.

Blitz LR, Gorman M, Herrmann HC. Results of aortic valve replacement for aortic stenosis with relatively low transvalvular pressure gradients. Am J Cardiol. 1998;81:358 –362.

Bonow RO, Carabello BA, Chatterjee K, et al.: focused update incorporated into the ACC/AHA 2006 guidelines for the management of patients with valvular heart disease: a report of the American College of Cardiology/American Heart Association Task Force on Practice Guidelines (Writing Committee to revise the 1998 guidelines for the management of patients with valvular heart disease). Endorsed by the Society of Cardiovascular Anesthesiologists, Society for Cardiovascular Angiography and Interventions, and Society of Thoracic Surgeons. J Am Coll Cardiol. 2008;52(13):e1–142.

Bonow RO, Carabello BA, Kanu C, et al. ACC/AHA 2006 guidelines for the management of patients with valvular heart disease: a report of the American College of Cardiology/American Heart Association Task Force on Practice Guidelines (Writing Committee to Revise the 1998 Guidelines for the Management of PatientsWith Valvular Heart Disease): developed in collaboration with the Society of Cardiovascular Anesthesiologists: endorsed by the Society for Cardiovascular Angiography and Interventions and the Society of Thoracic Surgeons. Circulation 2006;114:e84-231.

Bortolotti U, Milano A, Tartarini G, Scioti G, Borzoni G, Nardi C, Puccioni E. Hemodynamic performance of the Edwards Prima stentless valve. J Heart Valve Dis 1997; 6(2):134-137.

Braunwald's Heart Disease 9th edition

Burstow DJ, Nishimura RA, Bailey KR, Reeder GS, Holmes DR, Jr., Seward JB, Tajik AJ. Continuous wave Doppler echocardiographic measurement of prosthetic valve gradients. A simultaneous Doppler-catheter correlative study. Circulation 1989; 80(3):504-514.

Carabello BA, Green LH, Grossman W, Cohn LH, Koster JK, Collins JJ Jr. Hemodynamic determinants of prognosis of aortic valve replacement in critical aortic stenosis and advanced congestive heart failure. Circulation 1980;62:42– 8.

Carabello BA. Clinical practice: aortic stenosis. N Engl J Med 2002;346:677– 82.

Carroll JD, Carroll EP, Feldman T, et al. Sex-associated differences in left ventricular function in aortic stenosis of the elderly. Circulation 1992;86:1099 –107.

Chafizadeh ER, Zoghbi WA. Doppler echocardiographic assessment of the St. Jude Medical prosthetic valve in the aortic position using the continuity equation. Circulation 1991; 83:213-23.

Cheitlin MD, Armstrong WF, Aurigemma GP, et al. ACC/AHA/ ASE 2003 guideline update for the clinical application of echocardiography: summary article: a report of the American College of Cardiology/American Heart Association Task Force on Practice Guidelines (ACC/AHA/ASE Committee to Update the 1997 Guidelines for the Clinical Application of Echocardiography). J Am Coll Cardiol 2003;42:954 –70.

Clavel MA, Fuchs C, Burwash IG, Mundigler G, Dumesnil JG, Baumgartner H, Bergler-Klein J, Beanlands RS, Mathieu P, Magne J, Pibarot P Predictors of outcomes in low-flow, low-gradient aortic stenosis: results of the multicenter TOPAS Study.Circulation. 2008 Sep 30;118(14 Suppl):S234-42

Connolly HM, Oh JK, Schaff HV, et al. Severe aortic stenosis with low transvalvular gradient and severe left ventricular dysfunction: result of aortic valve replacement in 52 patients. Circulation. 2000;101: 1940– 1946

Cowell SJ, Newby DE, Prescott RJ, et al. A randomized trial of intensive lipid-lowering therapy in calcific aortic stenosis. N Engl J Med. 2005;352(23):2389–97.

Cribier A, Eltchaninoff H, Tron C, Bauer F, Agatiello C, Sebagh L, Bash A, Nusimovici D, Litzler PY, Bessou JP, Leon MB Early experience with percutaneous transcatheter implantation of heart valve prosthesis for the treatment of end-stage inoperable patients with calcific aortic stenosis.J Am Coll Cardiol. 2004 Feb 18;43(4):698-703

Cribier A, Eltchaninoff H, Tron C, et al. Treatment of calcific aortic stenosis with the percutaneous heart valve: mid-term follow-up from the initial feasibility studies: the French experience. J Am Coll Cardiol 2006;47:1214 –23.

Cribier A, Eltchaninoff H, Bash A, et al. Percutaneous transcatheter implantation of an aortic valve prosthesis for calcific aortic stenosis: first human case description. Circulation. 2002;106:3006–8

Dal-Bianco JP, Khandheria BK, Mookadam F, Gentile F, Sengupta PP Management of asymptomatic severe aortic stenosis. J Am Coll Cardiol. 2008 Oct 14;52(16):1279-92. Review.

deFilippi CR, Willett DL, Brickner ME, et al. Usefulness of dobutamine echocardiography in distinguishing severe from nonsevere valvular aortic stenosis in patients with depressed left ventricular function and low transvalvular gradients. Am J Cardiol 1995;75: 191–4

D'Hooge J, Heimdal A, Jamal F, Kukulski T, Bijnens B, Rademakers F, Hatle L, Suetens P, Sutherland GR. Regional strain and strain rate measurements by cardiac ultrasound: principles, implementation and limitations. Eur J Echocardiogr 2000; 1 (3): 154-70.

Dumesnil JG, Honos GN, Lemieux M, Beauchemin J. Validation and applications of indexed aortic prosthetic valve areas calculated by Doppler echocardiography. J Am Coll Cardiol 1990; 16(3):637-643.

Dumesnil JG, Yoganathan AP. Valve prosthesis hemodynamics and the problem of high transprosthetic pressure gradients. Eur J Cardiothorac Surg 1992; 6 Suppl 1:S34-37; discussion S38.

Dumesnil JG, Pibarot P. Prosthesis-patient mismatch and clinical outcomes: the evidence continues to accumulate. J Thorac Cardiovasc Surg 2006; 131(5):952-955.

Eltchaninoff H, Prat A, Gilard M, Leguerrier A, Blanchard D, Fournial G, Iung B, Donzeau-Gouge P, Tribouilloy C, Debrux JL, Pavie A, Gueret P; on behalf of the FRANCE Registry Investigators Transcatheter aortic valve implantation: early results of the FRANCE (FRench Aortic National CoreValve and Edwards) registry. Eur Heart J. 2010 Sep 15

Feigenbaum H, Armstrong WF, T R. Feigenbaum's Echocardiography, 6th. ed. Philadelphia: Lippincott Williams & Wilkins 2005: 11-178

Freeman RV, Otto CM Spectrum of calcific aortic valve disease: pathogenesis, disease progression, and treatment strategies. Circulation. 2005 Jun 21;111(24):3316-26.

Gaasch WH. Left ventricular radius to wall thickness ratio. Am J Cardiol 1979;43:1189 –94.

Gaasch WH. Diagnosis and treatment of heart failure based on left ventricular systolic or diastolic dysfunction. JAMA 1994;271:1276–80.

Garcia MJ, Thomas JD, Klein AL. New Doppler echocardiographic applications for the study of diastolic function. J Am Coll Cardiol 1998; 32 (4): 865-75.

Gonçalves A, Almeria C, Marcos-Alberca P, Feltes G, Hernández-Antolín R, Rodríguez E, Cardoso JC, Macaya C, Zamorano JL. Three-dimensional echocardiography in paravalvular aortic regurgitation assessment after transcatheter aortic valve implantation. J Am Soc Echocardiogr. 2012 Jan;25(1):47-55Grube E, Buellesfeld L, Mueller R, et al. Progress and Current Status of Percutaneous Aortic Valve Replacement: Results of Three Device Generations of the CoreValve Revalving System. Circ Cardiovasc Intervent. 2008;1:167–75.

Grube E, Laborde JC, Gerckens U, Felderhoff T, Sauren B, Buellesfeld L, Mueller R, Menichelli M, Schmidt T, Zickmann B, Iversen S, Stone GW. Percutaneous implantation of the CoreValve self-expanding valve prosthesis in high-risk patients with aortic valve disease: the Siegburg first-in-man study. Circulation. 2006 Oct 10;114(15):1616-24. Epub 2006 Oct 2

Grube E, Schuler G, Buellesfeld L, Gerckens U, Linke A, Wenaweser P, Sauren B, Mohr FW, Walther T, Zickmann B, Iversen S, Felderhoff T, Cartier R, Bonan R. Percutaneous aortic valve replacement for severe aortic stenosis in high-risk patients using the second- and current third-generation self-expanding CoreValve prosthesis: device success and 30-day clinical outcome. J Am Coll Cardiol. 2007 Jul 3;50(1):69-76. Epub 2007 Jun 6

Hachicha Z, Dumesnil JG, Bogaty P, Pibarot P. Paradoxical low-flow, low-gradient severe aortic stenosis despite preserved ejection fraction is associated with higher afterload and reduced survival. Circulation 2007; 115(22):2856-2864.

Hess OM, Ritter M, Schneider J, Grimm J, Turina M, Krayenbuehl HP. Diastolic stiffness and myocardial structure in aortic valve disease before and after valve replacement. Circulation 1984;69: 855–65.

Himbert D, Descoutures F, Al-Attar N, Iung B, Ducrocq G, Détaint D, Brochet E, Messika-Zeitoun D, Francis F, Ibrahim H, Nataf P, Vahanian A. Results of transfemoral or transapical aortic valve implantation following a uniform assessment in high-risk patients with aortic stenosis. J Am Coll Cardiol. 2009 Jul 21;54(4):303-11

Huber D, Grimm J, Koch R, Krayenbuehl HP. Determinants of ejection performance in aortic stenosis. Circulation 1981;64:126–34.

Iung , Baron G, Butchart EG,et al. A prospective survey of patients with valvular heart disease in Europe: The Euro Heart Survey on Valvular Heart Disease. Eur. Heart J 2003; 24:1231-43

Ius P, Totis O, Chirillo F, Cavarzerani A, Zussa C, Piccoli C, Valfre C. Hemodynamic evaluation of 23 mm Pericarbon and 23 mm Hancock II bioprostheses in the aortic position at mid-term follow up. J Heart Valve Dis 1996; 5(6):656-661.

Jin XY, Dhital K, Bhattacharya K, Pieris R, Amarasena N, Pillai R. Fifth-year hemodynamic performance of the prima stentless aortic valve. Ann Thorac Surg 1998; 66(3):805-809.

Kahlert P, Khandanpour S, Sack S Erbel R, Perkutaner Aortenklappenersatz - Eine neue Alternative zur Operation? Journal für Kardiologie – Austrian Journal of Cardiology 2008; 15(5-6), 124-131

Kisanuki A, Tei C, Arikawa K, Otsuji Y, Kawazoe Y, Natsugoe K, Tanaka H, Morishita Y, Taira A. [Continuous wave Doppler echocardiographic assessment of prosthetic aortic valves]. J Cardiogr 1986; 16(1):121-132.

Koch CG, Khandwala F, Estafanous FG, Loop FD, Blackstone EH. Impact of prosthesis-patient size on functional recovery after aortic valve replacement. Circulation 2005; 111(24):3221-3229.

Koyanagi S, Eastham CL, Harrison DG, Marcus ML. Increased size of myocardial infarction in dogs with chronic hypertension and left ventricular hypertrophy. Circ Res 1982;50:55–62.

Krayenbuehl HP, Hess OM, Ritter M, Monrad ES, Hoppeler H. Left ventricular systolic function in aortic stenosis. Eur Heart J 1988;9 Suppl E:19–23.

Langeland TM (2003). Speqle-Software Package For Echocardiographic Quantification Leuven.

Leon MB, Smith CR, Mack M, Miller DC, Moses JW, Svensson LG, Tuzcu EM, Webb JG, Fontana GP, Makkar RR, Brown DL, Block PC, Guyton RA, Pichard AD, Bavaria JE, Herrmann HC, Douglas PS, Petersen JL, Akin JJ, Anderson WN, Wang D, Pocock S, Investigators PT. Transcatheter aortic-valve implantation for aortic stenosis in patients who cannot undergo surgery. N Engl J Med 2010; 363(17):1597-1607.

Leon MB, Piazza N, Nikolsky E, Blackstone EH, Cutlip DE, Kappetein AP, Krucoff MW, Mack M, Mehran R, Miller C, Morel MA, Petersen J, Popma JJ, Takkenberg JJ, Vahanian A, van Es GA, Vranckx P, Webb JG, Windecker S, Serruys PW. Standardized endpoint definitions for transcatheter aortic
valve implantation clinical trials: a consensus report from the Valve Academic Research Consortium. Eur Heart J. 2011 Jan;32(2):205-17.

Lichtenstein SV, Cheung A, Ye J, Thompson CR, Carere RG, Pasupati S, Webb JG. Transapical transcatheter aortic valve implantation in humans: initial clinical experience. Circulation 2006; 114: 591–6.

Mohler ER III, Chawla MK, Chang AW, et al. Identification and characterization of calcifying valve cells from human and canine aortic valves. J Heart Valve Dis 1999;8:254–60.

Monin JL, Lancellotti P, Monchi M, Lim P, Weiss E, Piérard L, Guéret P Risk score for predicting outcome in patients with asymptomatic aortic stenosis. Circulation. 2009 Jul 7;120(1):69-75. Epub 2009 Jun 22.

Munt B, Legget ME, Kraft CD, Miyake-Hull CY, Fujioka M, Otto CM. Physical examination in valvular aortic stenosis: correlation with stenosis severity and prediction of clinical outcome. Am Heart J 1999;137:298 –306

Murakami T, Hess OM, Gage JE, Grimm J, Krayenbuehl HP. Diastolic filling dynamics in patients with aortic stenosis. Circulation 1986;73:1162–74.

Olsson M, Thyberg J, Nilsson J. Presence of oxidized low-density lipoprotein in nonrheumatic stenotic aortic valves. Arterioscler Thromb Vasc Biol 1999;19:1218 –22.

Otto CM, Kuusisto J, Reichenbach DD, Gown AM, O'Brien KD. Characterization of the early lesion of "degenerative" valvular aortic stenosis: histological and immunohistochemical studies. Circulation 1994;90:844 –53.

Otto CM, Burwash IG, Legget ME, et al. Prospective study of asymptomatic valvular aortic stenosis: clinical, echocardiographic, and exercise predictors of outcome. Circulation 1997;95:2262–70.

Otto CM, Mickel MC, Kennedy JW, et al. Three-year outcome after balloon aortic valvuloplasty. Insights into prognosis of valvular aortic stenosis. Circulation. 1994;89(2):642–50.

Otto und Bonow Valvular Heart Disease 2010 Piazza N, Grube E, Gerckens U, et al. Procedural and 30-day outcomes following transcatheter aortic valve implantation using the third generation (18 Fr) corevalve revalving system: results from the multicentre, expanded evaluation registry 1-year following CE mark approval. EuroIntervention. 2008;4(2):242–9.

Pilgrim T., Wenaweser P.: Aortenklappenersatz bei älteren Patienten mit schwerer Aortenstenose; J Cardiovasc. Mrd. 2010;13(6):197–203

Pibarot P, Dumesnil JG. Hemodynamic and clinical impact of prosthesis-patient mismatch in the aortic valve position and its prevention. J Am Coll Cardiol 2000; 36(4):1131-1141.

Quinones MA, Otto CM, Stoddard M,Waggoner A, Zoghbi WA. Recommendations for quantification of Doppler echocardiography: a report from the Doppler Quantification Task Force of the Nomenclature and Standards Committee of the American Society of Echocardiography. J Am Soc Echocardiogr 2002;15:167-84.

Rallidis LS, Moyssakis IE, Ikonomidis I, Nihoyannopoulos P. Natural history of early aortic paraprosthetic regurgitation: a five-year follow-up. Am Heart J 1999;138:351-7.

Reisner SA, Meltzer RS. Normal values of prosthetic valve Doppler echocardiographic parameters: a review. J Am Soc Echocardiogr 1988; 1(3):201-210.

Roberts WC, Ko JM: Frequencybydecadesofunicuspid, bicuspid, and tricuspid aorticvalves in adults having isolated aortic valve replacement for aortic stenosis, with or without associated aortic regurgitation. Circulation 2005; 111:920.

Roques F, Nashef SA, Michel P; EuroSCORE study group Risk factors for early mortality after valve surgery in Europe in the 1990s: lessons from the EuroSCORE pilot program. J Heart Valve Dis. 2001 Sep;10(5):572-7

Rosenhek R, Binder T, Porenta G, et al. Predictors of outcome in severe, asymptomatic aortic stenosis. N Engl J Med 2000;343: 611–7.

Rosenhek R, Binder T, Maurer G, Baumgartner H. Normal values for Doppler echocardiographic assessment of heart valve prostheses. J Am Soc Echocardiogr 2003; 16: 1116–27.

Rosenhek R, Klaar U, Schemper M, et al. Mild and moderate aortic stenosis. Natural history and risk stratification by echocardiography. Eur Heart J 2004;25:199 –205

Rosenhek R, Rader F, Loho N, et al. Statins but not angiotensin-converting enzyme inhibitors delay progression of aortic stenosis. Circulation. 2004;110(10):1291–5.

Ross J Jr. Afterload mismatch and preload reserve: a conceptual framework for the analysis of ventricular function. Prog Cardiovasc Dis 1976;18:255– 64.

Rubio-Alvarez V, Limon R, Soni J. [Intracardiac valvulotomy by means of a catheter.]. Arch Inst Cardiol Mex. 1953;23: 183–92.

Sasayama S, Ross J Jr, Franklin D, Bloor CM, Bishop S, Dilley RB. Adaptations of the left ventricle to chronic pressure overload. Circ Res 1976;38:172– 8.

Schäfer U., C. Frerker, D. Schewel, C. Schneider, R. Malisius, K. Blaschke, B. Köktürk, K.H. Kuck and M.W. Bergmann, Perkutane Aortenklappenimplantation, Der Kardiologe Volume 4, Number 2, 2010; 135-148

Semb BK, Tjonneland S, Stake G, Aabyholm G. «Balloon valvulotomy» of congenital pulmonary valve stenosis with tricuspid valve insufficiency. Cardiovasc Radiol. 1979;2: 239–41.

Smith CR, Leon MB, Mack MJ, Miller DC, Moses JW, Svensson LG, Tuzcu EM, Webb JG, Fontana GP, Makkar RR, Williams M, Dewey T, Kapadia S, Babaliaros V, Thourani VH, Corso P, Pichard AD, Bavaria JE, Herrmann HC, Akin JJ, Anderson WN, Wang D, Pocock SJ, Investigators PT. Transcatheter versus surgical aortic-valve replacement in high-risk patients. N Engl J Med 2011; 364(23):2187-2198.

Spann JF, Bove AA, Natarajan G, Kreulen T. Ventricular performance, pump function and compensatory mechanisms in patients with aortic stenosis. Circulation 1980;62:576–82.

Spethmann S, Dreger H, Schattke S, Baldenhofer G, Saghabalyan D, Stangl V, Laule M, Baumann G, Stangl K, Knebel F. Doppler haemodynamics and effective orifice areas of Edwards SAPIEN and CoreValve transcatheter aortic valves. Eur Heart J Cardiovasc Imaging. 2012 Feb 3

Sutherland G., L. Hatle, F. Rademakers, P. Claus, J. D'Hooge, and B. Bijnens. 2004a. Doppler Myocardial Imaging, pp. 202, In G. R. Sutherland, (ed.), Vol. 1, 1 ed. Leuven University Press, Leuven.

Vahanian A, Alfieri O, Andreotti F, Antunes MJ, Barón-Esquivias G, Baumgartner H, ESC Committee for Practice Guidelines (CPG), Bax JJ, Baumgartner H, Walther T. Guidelines on the management of valvular heart disease (version 2012): The Joint Task Force on the Management of Valvular Heart Disease of the European Society of Cardiology (ESC) and the European Association for Cardio-Thoracic Surgery (EACTS). Eur Heart J. 2012 Aug 24

Van Mieghem NM, Nios RJ, Piazza N, et al. Vacular complications with transcatheter aortic valve implantation using the 18 Fr Medtronic CoreValve System: the Rotterdam experience. EuroIntervention. 2010;5:

Varadarajan P, Kapoor N, Bansal RC, Pai RG Clinical profile and natural history of 453 nonsurgically managed patients with severe aortic stenosis. Ann Thorac Surg. 2006 Dec;82(6):2111-5

Webb JG, Chandavimol M, Thompson CR, Ricci DR, Carere RG, Munt BI, Buller CE, Pasupati S, Lichtenstein S Percutaneous aortic valve implantation retrograde from the femoral artery.Circulation. 2006 Feb 14;113(6):842-50. Epub 2006 Feb 6.

Wittlich N, Erbel R, Mohr-Kahaly S, Meyer J: Quantitative versus qualitative Beurteilung der linksventrikulären Funktion – Praktikabilität und Limitationen. In Gehring J, von Bibra H (Hrsg.): Echokardiographische Diagnostik bei koronarer Herzkrankheit. 2 Aufl., Steinkopff, Darmstadt; 1998: 5-15

Ye J, Cheung A, Lichtenstein SV, Carere RG, Thompson CR, Pasupati S, Webb JG. Transapical aortic valve implantation in humans. J Thorac Cardiovasc Surg 2006; 131: 1194–6.

Zoghbi WA, Chambers JB, Dumesnil JG, Foster E, Gottdiener JS, Grayburn PA, Khandheria BK, Levine RA, Marx GR, Miller FA, Jr., Nakatani S, Quinones MA, Rakowski H, Rodriguez LL, Swaminathan M, Waggoner AD, Weissman NJ, Zabalgoitia M, American Society of Echocardiography's G, Standards C, Task Force on Prosthetic V, American College of Cardiology Cardiovascular Imaging C, Cardiac Imaging Committee of the American Heart A, European Association of E, European Society of C, Japanese Society of E, Canadian Society of E, American College of Cardiology F, American Heart A. Recommendations for evaluation of prosthetic valves with echocardiography and doppler ultrasound: a report From the American Society of Echocardiography's Guidelines and Standards Committee and the Task Force on Prosthetic Valves, developed in conjunction with the American College of Cardiology Cardiovascular Imaging Committee, Cardiac Imaging Committee of the American Heart Association, the European Association of Echocardiography, a registered branch of the European Society of Cardiology, the Japanese Society of Echocardiography and the Canadian Society of Echocardiography, endorsed by the American College of Cardiology Foundation, American Heart Association, European Association of Echocardiography, a registered branch of the European Society of Cardiology, the Japanese Society of Echocardiography, and Canadian Society of Echocardiography. J Am Soc Echocardiogr 2009; 22(9):975-1014; quiz 1082-1014.

Zoghbi WA, Enriquez-Sarano M, Foster E, Grayburn PA, Kraft CD, Levine RA, Nihoyannopoulos P, Otto CM, Quinones MA, Rakowski H, Stewart WJ, Waggoner A, Weissman NJ, American Society of E. Recommendations for evaluation of the severity of native valvular regurgitation with two-dimensional and Doppler echocardiography. J Am Soc Echocardiogr 2003; 16(7):777-802.

7.4. Abkürzungen

ACC	*American* College of Cardiology
AHA	American Heart Association
AI/AR	Aortenklappeninsuffizienz/Aortenregurgitation
AS	Aortenklappenstenose
ASE	American Society of Echocardiography
AVA	Aortenklappenöffnungsfläche
AVAindex	indizierte (auf die Körperoberfläche bezogene) AVA
BMI	Body Mass Index
BSA	Body surface Area (Körperoberfläche)
CE	Conformité Européenne
CrP	C-reaktives Protein
DVI	Doppler velocity index
dPmean	mittlerer Druckgradient
dPmax	maximaler Druckgradient
EOA	Effective orifice area
ESC	European Society of Cardiology
EuroSCORE	European System for Cardiac Operative Risk Evaluation
HF	Herzfrequenz
LV	Linker Ventrikel
LVEDV	Linksventrikuläres enddiastolisches Volumen
LVESV	Linksventrikuläres endszstolisches Volumen
LVEF	Linksventrikuläre Ejektionsfraktion
LVOT	Linksventrikulärer Ausflußtrakt
NT-pro-BNP	N-terminales pro-brain natriuretisches Peptid
PPM	Prothese-Patienten-Mismatch
PHT	Pressure half time
sPAP	Systolischer pulmonalarterieller Druck
TAVI	Transcatheter Aortic Valve Implantation
TEE	Transösophageale Echokardiographie
Vmax	maximale systolische Geschwindigkeit
VTI	Velocity time integral

7.5. Danksagung

Ich danke allen, die das Zustandekommen dieser Arbeit ermöglicht haben.

Mein besonderer Dank gilt Herrn Prof. Dr. Gert Baumann für die Möglichkeit, in seiner Klinik diese Studie durchzuführen.

Herrn PD Dr. Fabian Knebel, meinen Doktorvater, der durch seinen wertvollen, fachlichen Rat, seine Diskussionsbereitschaft und ständige Unterstützung zum Gelingen dieser Doktorarbeit beigetragen hat.

Dr. Sebastian Spethmann, meinen Betreuer, der mir stets Mentor, Förderer und Freund war und in kreativen Diskussionen maßgeblich Einfluss auf meine fachliche und wissenschaftliche Entwicklung genommen und den Fortschritt und die Qualität dieser Arbeit entscheidend vorangetrieben hat.

Herrn Prof. Dr. Karl Stangl sowie PD Dr. Michael Laule danke ich für die Etablierung und Durchführung der transfemoralen Aortenklappenimplantation in der Charité Campus Mitte und für die wissenschaftliche Betreuung.

Des weiteren danke ich Frau Scholz, Dr. Dreger, Dr. Schattke, Dr. Baldenhofer, Dr. Eggers, Dr. Prauka sowie Dr. Baumgarten und Dr. Foroutan für ihre Hilfe und Unterstützung.

Zuletzt ein großer Dank an meine Frau und meine Eltern für ihre ständige Unterstützung.

7.6. Publikation im Rahmen des Promotionsvorhabens

Spethmann S, Dreger H, Schattke S, Baldenhofer G, **Saghabalyan D**, Stangl V, Laule M, Baumann G, Stangl K, Knebel F. Doppler haemodynamics and effective orifice areas of Edwards SAPIEN and CoreValve transcatheter aortic valves. Eur Heart J Cardiovasc Imaging. 2012 Feb 3. [Epub ahead of print] PubMed PMID: 22307868. Impact Faktor: 2.117

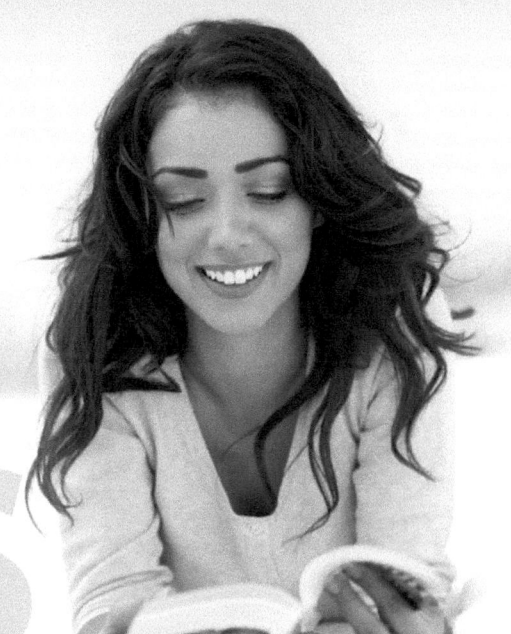

i want morebooks!

Buy your books fast and straightforward online - at one of world's fastest growing online book stores! Environmentally sound due to Print-on-Demand technologies.

Buy your books online at
www.get-morebooks.com

Kaufen Sie Ihre Bücher schnell und unkompliziert online – auf einer der am schnellsten wachsenden Buchhandelsplattformen weltweit! Dank Print-On-Demand umwelt- und ressourcenschonend produziert.

Bücher schneller online kaufen
www.morebooks.de

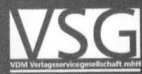

VDM Verlagsservicegesellschaft mbH
Heinrich-Böcking-Str. 6-8   Telefon: +49 681 3720 174   info@vdm-vsg.de
D - 66121 Saarbrücken   Telefax: +49 681 3720 1749   www.vdm-vsg.de

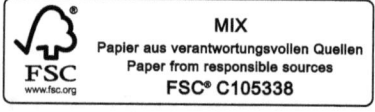

Printed by Books on Demand GmbH, Norderstedt / Germany